Atlas manuel

de

Gymnastique

Orthopédique

CHARTRES. — IMPRIMERIE DURAND, RUE FULBERT.

Mme Nageotte Wilbouchewitch

ANCIEN INTERNE DES HOPITAUX DE PARIS

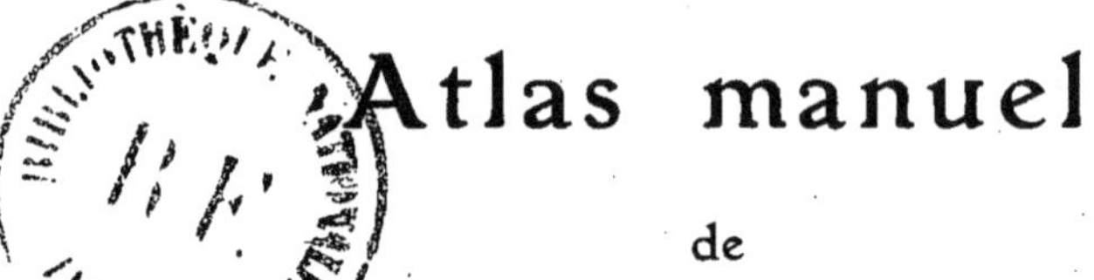

Atlas manuel

de

Gymnastique Orthopédique

Traitement des Déviations de la Taille

51 planches comprenant 209 figures, et 53 figures dans le texte.

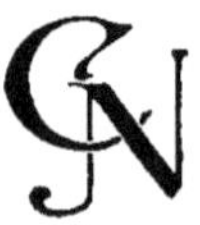

C. Naud, Editeur

3, rue Racine, Paris.

1903.

AVANT-PROPOS

Les déviations de la colonne vertébrale ont été étudiées
par de nombreux auteurs et la question a été fort bien éclairée
sous toutes ses faces. Pour les considérations générales et
les discussions théoriques je ne puis que renvoyer le lecteur
aux recherches minutieuses de Bouvier et Bouland aux-
quelles on a peu ajouté, à celles de Lorenz, de Barwell, de
Hoffa, aux excellents chapitres de Lagrange.

Dans le présent ouvrage, je me propose uniquement de
rendre facilement accessible aux médecins non spécialisés
la question des cyphoses et des scolioses; je voudrais signa-
ler aux praticiens les causes si nombreuses et si évitables
de ces affections que l'on reconnaît souvent mal et surtout
que l'on ne recherche pas assez tôt, alors que le traitement
préventif et curatif est facilement applicable et efficace; je
voudrais montrer combien il est urgent que non seulement
les médecins des familles, mais encore les familles elles-
mêmes connaissent les causes des déviations de la taille afin
qu'elles s'appliquent à introduire dans l'éducation la gymnastique orthopédique comme complément de l'hygiène. Car
il faut bien le dire, les scolioses sont pour une bonne part
imputables à la négligence, à l'ignorance de l'entourage des
enfants, aussi bien qu'à l'optimisme exagéré des médecins
consultés par les mamans inquiètes; « ce n'est rien », « cela

se passera avec la croissance », sont des formules responsables de plus d'une bosse.

Quant au traitement des déviations, je me suis attachée surtout à l'emploi des moyens simples et des appareils peu coûteux accessibles à tous les praticiens et à toutes les familles ; j'ai laissé complètement de côté les grands appareils des instituts orthopédiques, quelque parfaits qu'ils puissent être, parce que le traitement des déviations est trop long pour que la masse des enfants déviés puisse avoir recours à ces établissements.

J'espère que le grand nombre de figures et de photographies aideront à la vulgarisation de ces connaissances qui appartiennent autant à l'éducation qu'à la médecine.

Les figures proviennent en grande partie du service de M. le Dr Félix Brun, chirurgien de l'hôpital des Enfants-Malades, qui a bien voulu me confier la direction de sa salle de gymnastique orthopédique et qui a été l'instigateur de ce travail.

ANATOMIE ET PHYSIOLOGIE PATHOLOGIQUES

Sans entrer dans les détails il est indispensable pour l'intelligence de la question de se rappeler les points essentiels de la conformation et du mécanisme de la colonne vertébrale. Nous allons examiner comment se produisent les déformations du squelette et en quoi elles consistent.

Chez le nourrisson encore couché la colonne vertébrale a une forme pour ainsi dire indifférente ; sur un plan horizontal toutes les vertèbres se mettent au contact de ce plan ; lorsqu'on assied l'enfant toute la colonne fait une courbure unique à convexité postérieure, le tronc s'affaisse en s'appuyant en quelque sorte sur les viscères. Mais aussitôt que l'enfant se met debout pour marcher, la colonne vertébrale adopte une forme bien déterminée, seule compatible avec le maintien de l'équilibre ; en effet, dans la station debout, le bassin étant incliné en avant, le sacrum et la 5ᵉ vertèbre lombaire ont leur axe dirigé en haut et en avant et tout le tronc tomberait en avant si les muscles postérieurs ne l'attiraient en arrière ; ainsi se forme la courbure lombaire à concavité postérieure. Si toute la colonne suivait cette première courbure, le haut du corps se renverserait jusqu'à la chute, d'où la nécessité d'une nouvelle courbure comprenant les vertèbres dorsales et dirigée par sa convexité en arrière ; la tête enfin se redresse à l'aide d'une troisième courbure dorso-cervicale à concavité postérieure.

Ce sont donc là des courbures physiologiques, conséquences mécaniques de la station verticale ; elles se font
toutes dans un plan antéro-postérieur. Chez le sujet jeune,
normal, ces courbures s'effacent presque entièrement dans
le décubitus ; chez l'adulte, elles persistent à un degré plus
ou moins prononcé suivant les individus. Elles sont exagérées, enfin, dans un grand nombre de cas quelle que soit
l'attitude. On désigne sous le nom de *cyphose* l'exagération
de la courbure à convexité postérieure et sous le nom de
lordose celle de la courbure à concavité postérieure.

La colonne vertébrale normale ne présente pas d'inflexions
latérales persistantes. Une légère courbure à convexité droite,
siégeant dans la région dorsale a bien été considérée comme
normale et l'est encore par quelques auteurs qui la mettent
sur le compte de la crosse de l'aorte : on sait en effet que la
pression de cette artère aplatit un peu la face latérale gauche
de la colonne dorsale. Mais s'il est vrai que cet aplatissement existe, sans être constant, il n'intéresse que les corps
vertébraux et ne se traduit nullement par une déviation de
l'axe des vertèbres ; suivant Barwell c'est tout simplement
une erreur d'optique qui, à l'autopsie, fait paraître déviée
une colonne ainsi aplatie lorsqu'on la regarde par sa face
antérieure ; d'ailleurs cet aplatissement fait totalement défaut
chez nombre d'enfants réellement déviés. Au point de vue
du diagnostic et du traitement, l'idée erronée de la déviation droite physiologique est responsable de bien des retards
préjudiciables au redressement que l'on attend en vain des
progrès de la croissance. Toute déviation latérale persis-
tante doit être considérée comme pathologique : c'est une
scoliose.

Les mouvements de la colonne vertébrale, peu étendus
lorsqu'on considère chaque articulation vertébrale en particulier, ont une grande amplitude pour l'ensemble de la
colonne ; ce sont des mouvements d'inclinaison antérieure,

postérieure et latérale et des mouvements de rotation autour de l'axe vertical, de torsion, qui se combinent le plus souvent les uns avec les autres.

La flexion et l'extension sont les plus étendus parmi ces mouvements, surtout aux lombes et au cou, la colonne dorsale étant beaucoup moins mobile. La flexion est commandée par les muscles sterno-mastoïdiens, scalènes, longs du cou, grands droits de l'abdomen, grands et petits obliques et les fléchisseurs du bassin ; l'extension est produite par toute la masse des muscles des gouttières vertébrales du haut en bas, le splénius, l'angulaire de l'omoplate, les surcostaux et les extenseurs du bassin.

L'inclinaison latérale, qui permet à la colonne de décrire un angle de 45° environ, est également plus limitée dans la partie dorsale de la colonne qu'aux lombes et au cou, elle est sous la dépendance des scalènes, des angulaires, des transversaires et intertransversaires, des sacro-lombaires et des carrés lombaires.

La rotation de la face antérieure du tronc du même côté est commandée par le splénius, le muscle long du cou, le petit oblique de l'abdomen, le long dorsal et le grand dentelé ; Barwell insiste beaucoup sur le rôle de ce dernier muscle dans la torsion pathologique.

La rotation du côté opposé aux muscles contractés est produite par le transversaire épineux au cou et le grand oblique de l'abdomen.

Les mouvements de flexion latérale et les mouvements de rotation sont importants à étudier au point de vue de la production des déviations persistantes. Les mouvements d'inclinaison latérale se produisent continuellement dans toutes les attitudes et à chaque pas de la marche ; par suite des changements de direction du bassin, il se forme dans le plan transversal des courbures passagères par un mécanisme analogue à celui que nous avons déjà décrit en parlant des courbures antéro-postérieures normales. Il est facile d'étu-

dier la production de ces courbures latérales en les exagérant, en plaçant le sujet sur un siège dont l'inclinaison latérale
peut varier de direction et de degré (fig. 1, 2, 3 et 4). Le sacrum,
c'est-à-dire la base de la colonne vertébrale, étant entraîné
à droite par exemple, entraîne avec lui les dernières vertèbres lombaires aussitôt le tronc se porte à gauche pour éviter
la chute; et il se forme ainsi une courbure lombaire à convexité droite; cette première courbure remonte plus ou moins
haut, puis la colonne vertébrale se recourbe en sens contraire
dans sa partie supérieure afin de ramener la tête sur la ligne
médiane; — quand cette deuxième courbure, dorsale à convexité gauche, dépasse le but, une troisième courbure cervicale à convexité droite ramène définitivement la tête au
milieu. En laissant le bassin s'incliner à gauche on produira
des courbures opposées à celles que nous venons de voir —
c'est là le mécanisme fort simple des courbures de compensation; il est le même pour les déviations physiologiques,
statiques, passagères, que pour les déviations définitives,
les scolioses.

La flexion latérale ne reste pure que si elle est peu prononcée; lorsqu'elle s'exagère, elle s'associe bientôt à un
mouvement de torsion qui va augmentant en même temps
que la flexion. La torsion peut également se produire seule,
mais ces deux mouvements, s'ils peuvent être exécutés iso-
lément à l'état physiologique, se combinent quand ils sont
portés trop loin et leur association est la règle dans les déviations pathologiques si peu accentuées qu'elles soient. Ce
fait, depuis longtemps constaté tant sur le squelette que sur
le vivant, est fort discuté quant à sa cause. Pour Meyer et
pour Barwell la cause de la connexion des deux mouvements
réside dans la différence essentielle entre les propriétés des
ligaments qui unissent les corps vertébraux (disques) et ceux
qui unissent les pédicules et les lames (ligaments jaunes), les
premiers sont très élastiques, les seconds très rétractiles;
aussi lorsque la colonne se fléchit latéralement les disques

PLANCHE I

PLANCHE I

Scoliose statique obtenue par le siège oblique.

Obliquité du bassin dans la marche.

Fɪɢ. 1. — *Scoliose statique obtenue par le siège oblique.* Le bassin est dévié par l'abaissement de son côté gauche, la colonne vertébrale entraînée dans la même direction d'abord, se recourbe en formant une convexité gauche pour revenir sur la ligne médiane ; puis, la surface du corps vertébral qui a atteint la ligne médiane se trouvant dirigée à droite, la colonne s'infléchit à nouveau en formant une convexité dorsale droite afin de ramener les vertèbres cervico-dorsales sur la ligne médiane ; pour la même raison enfin, la tête se trouve légèrement inclinée sur l'épaule gauche ; elle pourrait être ramenée à la verticale par une troisième courbure, cervicale, à convexité gauche. C'est par ces inflexions successives qu'une colonne vertébrale flexible remet en équilibre un thorax placé sur un bassin oblique.

Fɪɢ. 2. — Même sujet ; le bassin est dévié par l'abaissement du côté droit : de là convexité lombo-dorsale droite, courbure de compensation dorso-cervicale gauche, ramenant les épaules à l'horizontale.

Fɪɢ. 3. — *Obliquité du bassin dans la marche* ; le bassin est abaissé du côté gauche, la jambe droite levée pour faire un pas. L'attitude étant passagère, le sujet ne fait pas d'effort pour ramener le tronc à un équilibre stable ; il se forme une courbure à convexité lombo-dorsale gauche, tout le tronc se porte à gauche et l'épaule gauche reste un instant plus basse.

Fɪɢ. 4. — La jambe gauche est levée à son tour, le bassin est élevé à gauche, d'où convexité lombo-dorsale droite avec épaule droite plus basse, inclinaisons du tronc à droite.

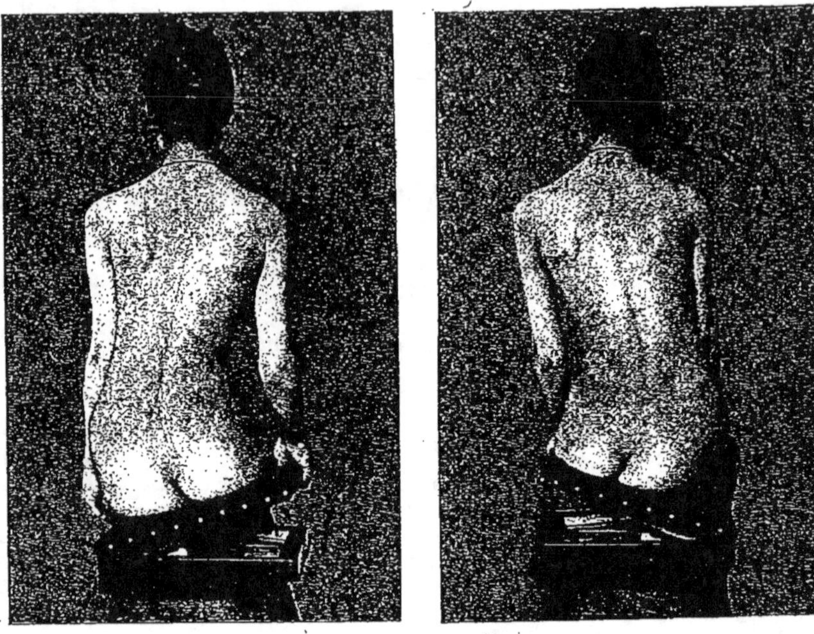

Fig. 1.

Fig. 2.

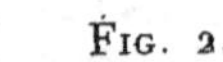

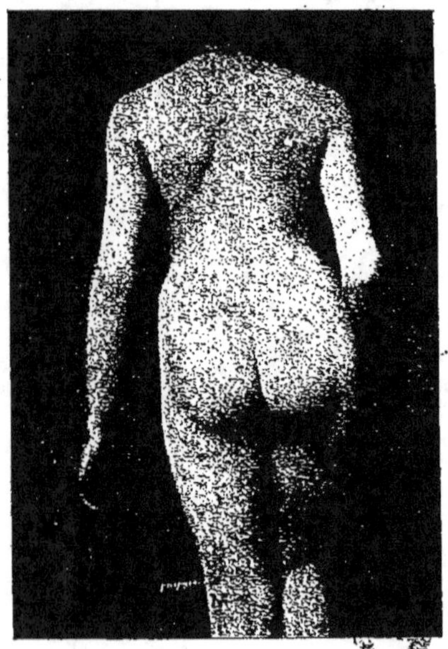

Fig. 3.

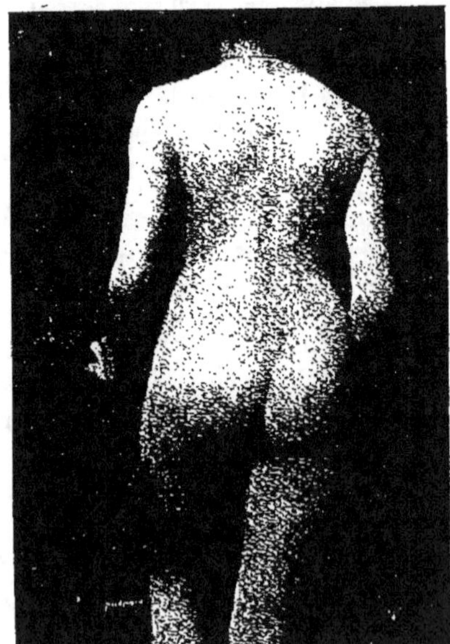

Fig. 4.

tendent à échapper à la compression ce qu'ils ne peuvent faire que si les corps vertébraux, en tournant sur l'axe vertical de la colonne, gagnent la convexité de la courbure, tandis que la colonne postérieure formée par les arcs superposés se raccourcit davantage et se loge dans la concavité. Lorenz, Dittel et d'autres attirent l'attention sur la différence de solidité et de mobilité qui existe entre la colonne des corps et des disques d'une part et la colonne des épines, lames et arcs d'autre part. Le poids du corps est supporté surtout par les corps et les disques, qui sont d'ailleurs peu maintenus par les ligaments, tandis que les arcs ne supportent qu'une faible part de la pression tout en étant solidement maintenus par les ligaments et les muscles, si bien qu'ils résistent aux forces qui tendent à les déplacer, tandis que les corps cèdent et tendent à se tordre vers la convexité; c'est ce qui arrive lorsque l'effort de déplacement est répété ou continu, chaque vertèbre finit alors par se déformer, le corps est déjeté par côté dans son ensemble, et se tord sur ses pédicules. Duplay et avec lui beaucoup d'auteurs ont attribué la torsion à la direction des surfaces articulaires des apophyses articulaires des vertèbres, lesquelles sont obliques de façon à ne pas permettre d'inclinaison latérale directe.

Au point de vue pathologique il faut surtout ne pas oublier que toute déviation ébauchée a une tendance continuelle à augmenter par suite du rôle de la colonne vertébrale dans la station; le poids du corps sur une colonne verticale peut la comprimer, la tasser, mais ne saurait la faire dévier ni dans le sens antéro-postérieur, ni latéralement; cette pression par contre tendra à augmenter toutes les courbures existantes, à rapprocher les bouts de tout arc. Ainsi lorsque les muscles fatigués se relâchent, la colonne s'affaisse en décrivant une courbure à convexité postérieure qui est l'exagération de la courbure normale, tandis que la tête tombe soit en avant, la cyphose devenant totale, soit en arrière, en exagérant encore une courbure normale.. Lorsqu'on appuie sur les épaules d'un enfant qui se tient debout, on voit aussitôt la concavité lombaire augmenter sous l'influence de la pression. C'est pour la même raison que l'on voit se constituer avec l'âge des lordoses énormes chez les femmes qui portent des charges sur leur tête, comme c'est l'habitude dans certains pays d'Europe ou en Egypte — c'est toujours le tassement de la colonne vertébrale par exagération des courbures existantes.

Il en va de même des déviations latérales et de la torsion qui les accompagne dès le début; si faible que soit la déformation, le poids du corps tendra continuellement à rapprocher les deux bouts de l'arc en augmentant la flèche de la courbure et à chasser les corps vertébraux déplacés dans la direction qu'ils ont commencé à suivre, si peu qu'ils aient quitté la ligne médiane; l'élasticité des disques vertébraux, la résistance des parties osseuses se trouveront bientôt vaincues. Sous l'influence de la pression dès lors inégalement subie par les différents points et surtout par les deux moitiés de chaque vertèbre déplacée le développement ultérieur des os en voie d'accroissement se fait asymétriquement.

Il ne faut pas oublier en effet combien est lent le développement de la colonne vertébrale; l'ossification qui débute durant la vie intra-utérine ne s'achève que vers l'âge de 20 à 25 ans. A la naissance la vertèbre est composée d'un certain nombre de pièces osseuses séparées par des parties cartilagineuses; les arcs se soudent entre eux et l'apophyse épineuse s'ossifie au cours de la première année, mais c'est vers 8 ans seulement que se complète la soudure entre les arcs et le corps de la vertèbre; les points épiphysaires au sommet des apophyses épineuses, des apophyses transverses, des apophyses articulaires évoluent entre 15 et 20 ans. Enfin les points osseux complémentaires qui apparaissent de 14 à 15 ans sur les faces supérieure et inférieure des vertèbres sous forme de lamelles ne sont complètement soudés que vers l'âge de 20 à 25 ans.

Cette longue période de croissance est éminemment favorable à la production des déformations osseuses sous l'influence de causes mécaniques. Il est permis d'admettre d'ailleurs que la déformation de l'os puisse être primitive, c'est-à-dire que par suite de troubles de l'ossification de nature rachitique, ou de nature infectieuse au cours de maladies aiguës, ou bien encore par suite d'un vice hérédi_ taire d'évolution, les deux moitiés d'un point d'ossification primitif ou complémentaire se développent inégalement, que le corps vertébral devienne ainsi cunéiforme primitivement en entraînant alors forcément une incurvation latérale de la colonne, laquelle à son tour continuera à évoluer et à déformer les vertèbres.

Quoi qu'il en soit de ce dernier point, il est bien acquis actuellement que la scoliose est dès le début une affection osseuse; dans les formes les plus légères le squelette est déformé.

Les théories ligamenteuse et musculaire de la scoliose sont des vues de l'esprit. Sauf les cas où, soit une paralysie, soit une contracture musculaire ont causé la scoliose, l'immense majorité des scoliotiques ne présentent pas d'affaiblissement musculaire unilatéral, ce qu'il est facile de constater cliniquement et ce qui a été confirmé par des études anatomiques faites sur les muscles et les ligaments. Ces altérations n'existent que dans les scolioses graves lorsque les parties molles sont déplacées, tiraillées ou écrasées.

J'arrive enfin à l'étude du squelette dans les déviations du rachis. On se rendra compte par l'examen des figures (fig 5, 6, 7, 8, 9) de la déformation en coin, de l'atrophie de toute une moitié de la vertèbre, du déplacement des différentes parties par rapport à l'axe, de la torsion des pédicules, en comparant les figures pathologiques aux vertèbres normales. Dans son ensemble la colonne vertébrale déviée prend l'aspect indiqué par les figures 10 et 11 : les vertèbres déplacées en totalité au niveau de chaque courbure ont de plus exécuté un mouvement de rotation autour d'une apophyse articulaire comme axe ; il en résulte que les apophyses épineuses s'éloignent moins de la ligne médiane que les corps vertébraux, si bien que la ligne des apophyses croise la ligne des corps vertébraux plusieurs fois. Lorsque la scoliose est très faible, les apophyses épineuses sont encore en ligne droite, tandis que les corps vertébraux forment déjà une courbe en spirale. D'autre part, lorsque la torsion devient très considérable, les apophyses se rapprochent également de la ligne médiane par suite de la rotation ; il n'y a pas de parallélisme entre la déviation de la ligne épineuse et la gibbosité.

Le déplacement, la déformation de la colonne vertébrale, partie essentielle de la cage thoracique, entraîne le déplacement des côtes, la déformation des contours du thorax ; mais la déformation des côtes peut aussi bien être primitive et entraîner la déviation vertébrale au lieu d'en être la conséquence. Ainsi on voit chez de jeunes enfants une véritable gibbosité costale antérieure avec ou sans malformation et proéminence du sternum, mais sans gibbosité croisée postérieure et sans déviation aucune ; avec l'âge seulement cette déviation se constitue, évidemment secondaire.

Le thorax ainsi déformé et rétréci n'exécute plus ses mouvements dans les conditions normales, l'amplitude des mouvements des côtes, la capacité respiratoire par conséquent, est diminuée dans les cas graves. Les viscères sont gênés dans leur nutrition et leur fonctionnement, par suite du déplacement et de la compression ; aussi les gibbeux se tuberculisent-ils facilement et sont-ils souvent cardiaques.

Quelles sont les déformations du bassin chez les scoliotiques ? La question a été souvent discutée, surtout au point de vue de l'intérêt qu'elle peut présenter pour la parturi-

PLANCHE II

ANATOMIE PATHOLOGIQUE

Anatomie pathologique.

Fɪɢ. 5 (Lorenz). — Vertèbre dorsale normale, vue par sa face supérieure ; le trou vertébral est circulaire. On voit sur cette vertèbre un certain aplatissement du contour antérieur à gauche — c'est à cela que se réduit la scoliose dite physiologique.

Fɪɢ. 6 (Lorenz). — Vertèbre dorsale vue par sa face supérieure. Scoliose à convexité gauche. Le pédicule droit est atrophié et tend à devenir transversal, tandis que le pédicule gauche tend à devenir antéro-postérieur ; la face postérieure du corps vertébral se creuse d'un sillon ; le trou vertébral est ovoïde à grosse extrémité tournée du côté de la convexité de la déviation ; l'apophyse épineuse est déviée vers la convexité.

Fɪɢ. 7 (Bouvier et Bouland). — 10ᵉ vertèbre dorsale vue par sa face antérieure. Scoliose à convexité droite ; le côté gauche de la vertèbre est aplati, creusé en gouttière ; la substance osseuse des faces supérieure et inférieure étalée surplombe le corps de la vertèbre.

Fɪɢ. 8 (Bouvier et Bouland). — Circonférence du thorax au niveau de la 8ᵉ vertèbre dorsale. Scoliose droite dominante. La paroi thoracique droite est formée par la moitié antérieure de la 6ᵉ côte et par une petite portion des 7ᵉ et 8ᵉ côtes. A gauche on retrouve les mêmes côtes, mais leur position n'est plus la même : la 8ᵉ côte constitue à elle seule la moitié postérieure du demi-thorax, tandis que la moitié antérieure est formée des 6ᵉ et 7ᵉ côtes. Le sternum est déplacé à gauche ; gibbosité costale droite postérieure et gauche antérieure.

Fɪɢ. 9 (Lorenz). — Anneau thoracique dans un cas de scoliose droite. L'angle de la côte droite se ferme tandis que l'angle de la côte gauche s'ouvre et le thorax apparaît aplati suivant son diamètre diagonal gauche postérieur, droit antérieur. Le grand diamètre du thorax, qui normalement est transversal, devient oblique, dans les cas extrêmes même presque antéro-postérieur.

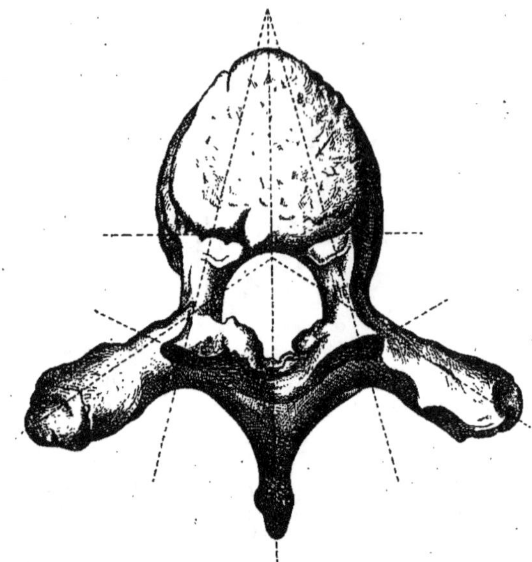

Fig. 5

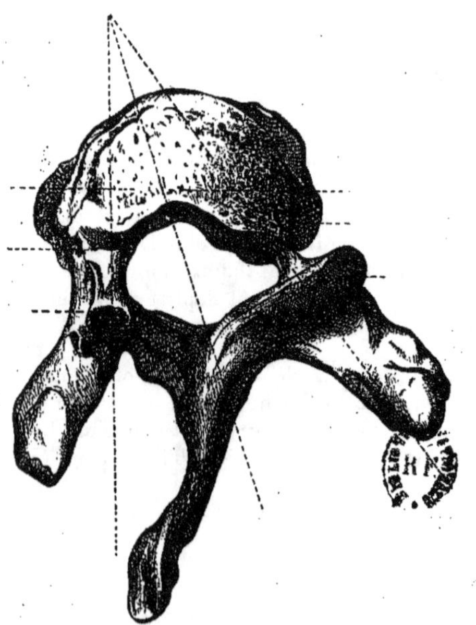

Fig. 6.

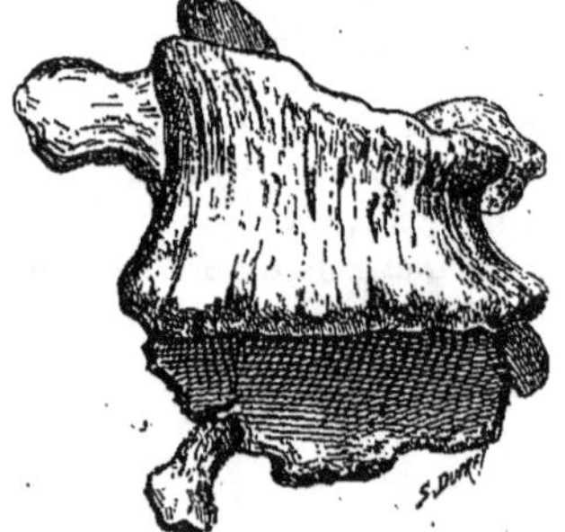

Fig. 7.

Nageotte.

2

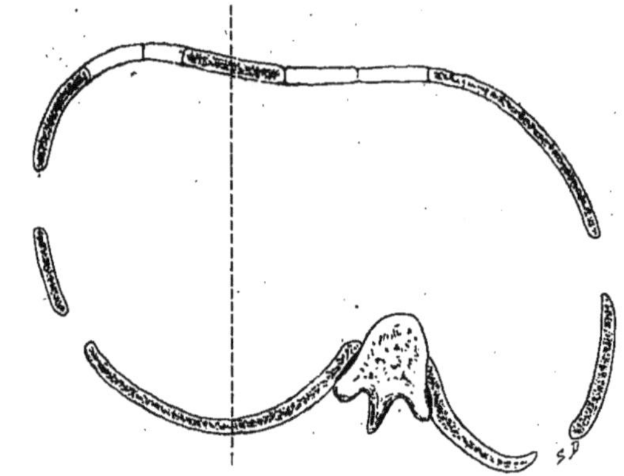

Fig. 8.

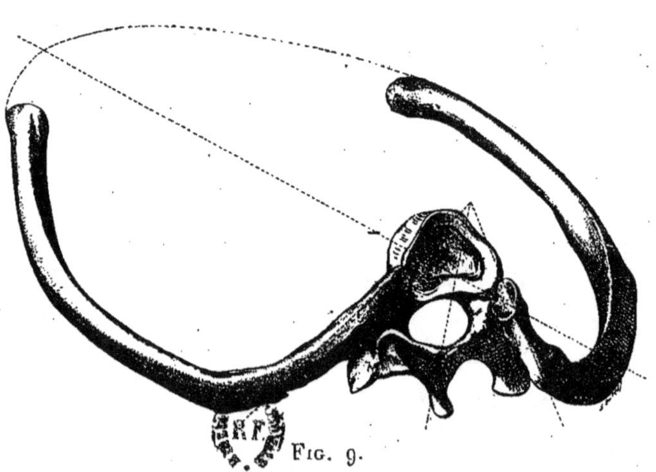

Fig. 9.

PLANCHE III

ANATOMIE PATHOLOGIQUE

PLANCHES III et III *bis*.

Anatomie pathologique.

Fᵢɢ. 10 (Bouvier et Bouland). — Colonne vertébrale vue par sa face antérieure. Scoliose dorsale gauche principale et dorso-lombaire droite.

Fɪɢ. 11. — La même vue par sa face postérieure. La ligne des épines est moins déviée que celle du corps. La face postérieure des vertèbres dorsales (le milieu est marqué d'un trou) regarde directement à gauche au maximum de la déviation.

Fɪɢ. 12 (Lorenz). — Squelette d'une scoliose grave, dorsale droite, lombaire gauche, lombo-sacrée droite. Le bassin est oblique avec allongement du diamètre oblique gauche ; atrophie de l'aile gauche du sacrum ; la ligne innominée gauche est brisée. La symphyse pubienne ne se trouve plus en face du milieu du promontoire, elle est déviée à droite du côté de la convexité sacro-lombaire.

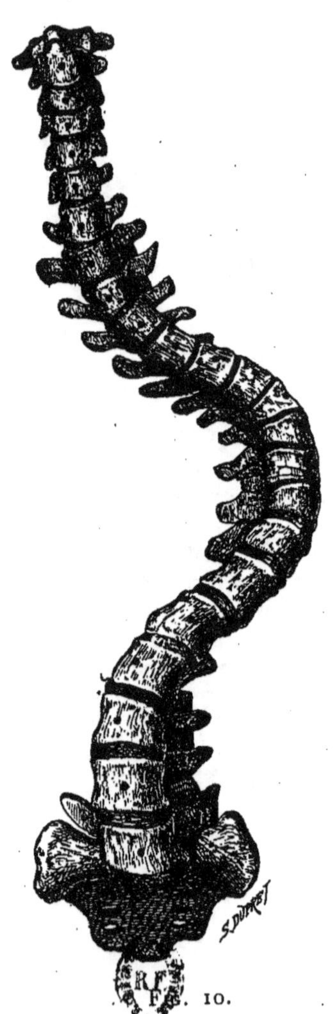

Fig. 10.

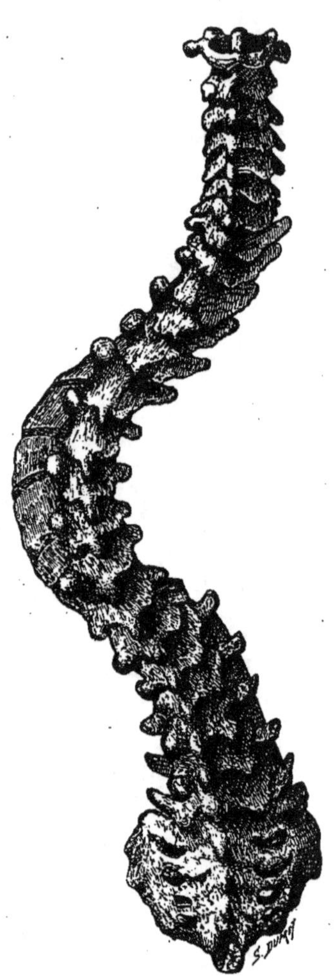

Fig. 11.

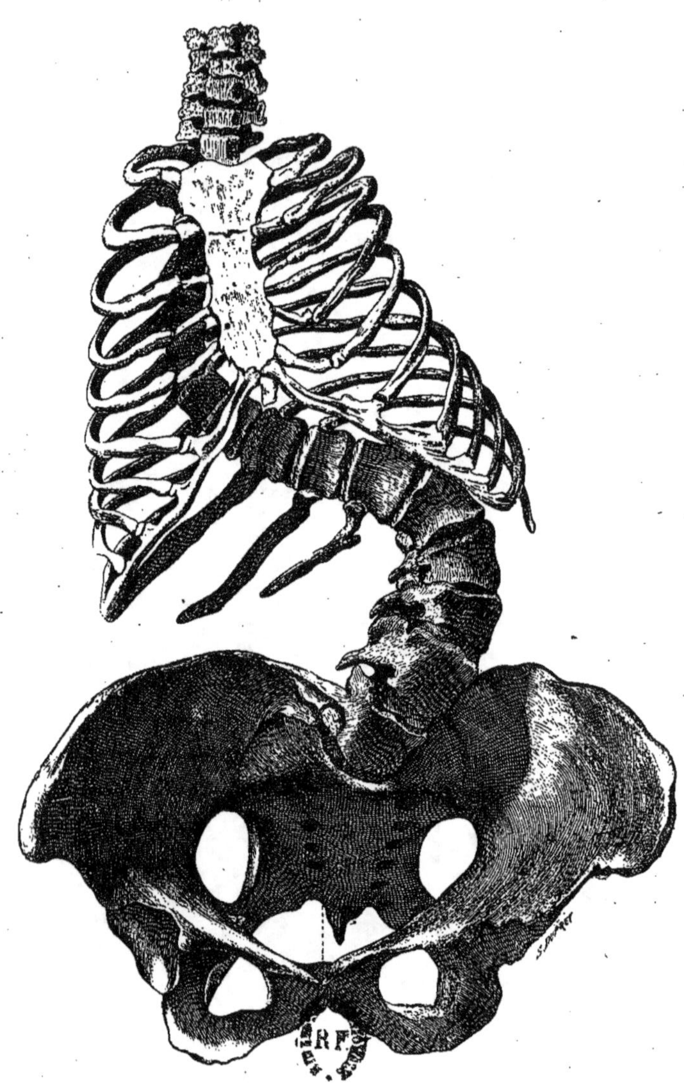

Fig. 12.

tion. Pour ce qui est d'abord de sa rotation autour d'un axe vertical, qui porterait en avant l'une des épines iliaques, c'est une apparence, c'est-à-dire que le bassin est transversal, mais le thorax étant déformé et tourné, l'épine iliaque gauche paraîtra saillante dans la scoliose dorsale droite, si l'on met la face antérieure du thorax dans un plan transversal ; l'élévation d'un os iliaque est souvent réelle, due à une différence de longueur des membres, mais elle est encore et surtout apparente par suite du déplacement de la colonne lombaire ; dans sa concavité la hanche paraîtra saillante, plus haute. Dans les scolioses légères le bassin reste régulier, sauf bien entendu les cas où il offre des déformations de nature rachitique coïncidant avec une scoliose de même nature et indépendantes d'elle ; mais lorsque la scoliose s'accentue, le bassin finit par se déformer ; le sacrum et le coccyx peuvent s'infléchir latéralement en sens inverse de la colonne lombaire, l'os iliaque du côté de la convexité lombaire peut être aplati et atrophié, le détroit supérieur resserré du même côté, la symphyse déplacée du côté de la concavité lombaire. Le bassin devient oblique ovalaire, mais en sens contraire de la déformation oblique ovalaire du thorax, (fig. 12).

ÉTIOLOGIE

Les déviations de la colonne vertébrale sont extrêmement communes. Il est difficile d'établir au juste la *fréquence* des déviations, scolioses ou cyphoses, car les statistiques existantes ne portent en général que sur la première de ces déformations, ou bien sur la fréquence de telle ou telle forme de déviation, par rapport au chiffre total, ou bien sur des questions de détail. Plusieurs auteurs indiquent le chiffre de 2 ou 3 pour 100 d'enfants déviés dans la population scolaire et Drachmann, dont la statistique porte sur 28 125 enfants, arrive à la proportion de 1,3 pour 100, que l'on cite partout — ce sont des chiffres absolument dérisoires si l'on n'a pas en vue uniquement les difformités graves. En effet, dans les écoles de Stuttgart. on a compté 640 sujets déviés sur 709 élèves, Dubrisay (cité par Lalit) a trouvé en Suisse 640 déviations sur 709 enfants ; ces chiffres sont, on le voit, fort éloignés des précédents ; c'est qu'on a tenu compte des déviations légères qui sont heureusement l'immense majorité.

La vérité est que le nombre des enfants atteints de déviations légères dans les villes est de beaucoup supérieur à celui des enfants absolument droits et cela aussi bien dans les écoles qu'en dehors d'elles.

Ainsi par exemple dans les lycées de jeunes filles, une classe de 15 élèves compte deux corsets d'attitude, quelques bretelles spéciales, et les autres fillettes sont plus ou moins cyphotiques ; deux seulement se tiennent réellement bien.

Une autre classe offre un corset ferré, divers genres de bretelles orthopédiques ; dans une troisième (25 élèves) une enfant fort marrie d'être enfermée dans un corset découvre un jour d'essayage à la leçon de coupe, non sans satisfaction, de la ferraille sur plusieurs de ses compagnes. Dujardin-Beaumetz, qui était médecin d'un lycée de jeunes filles à Paris, a trouvé 17 sujets déviés sur 20, et même jusqu'à 20 sur 20.

Il est facile de s'assurer qu'il en est de même dans les écoles primaires, lorsqu'on interroge une maîtresse attentive ; en examinant les enfants à la sortie des lycées et écoles, que ce soient des filles ou des garçons, on a vite fait de constater combien peu d'entre eux se tiennent bien, sans arrondir le dos, sans porter le ventre en avant, sans élever une épaule au-dessus de l'autre. Cette constatation suffit, car un enfant ainsi fait est toujours trouvé dévié, à un degré plus ou moins léger, je veux bien, mais dévié tout de même ; c'est ce que j'ai vérifié maintes fois en examinant des enfants qui se tiennent mal, mais si peu que personne ne songe à s'en préoccuper, sous prétexte que « tous les enfants de cet âge se tiennent mal » — ils présentent néanmoins des cyphoses et des scolioses indéniables.

Dans toutes les statistiques concernant le *sexe* on constate une prédominance énorme de la scoliose chez les filles, jusqu'à 93 pour 100 de filles contre 6 pour 100 de garçons pour Drachmann. A l'Institut de Stockholm la différence n'est plus si grande, pourtant on compte encore quatre fois moins de garçons que de filles ; je ne puis opposer de chiffres à ces données, que l'observation journalière ne me permet pourtant pas de considérer comme exactes. Il est bien vrai que c'est dans ces proportions que l'on est appelé à soigner les scoliotiques des deux sexes, mais cela est dû surtout au peu d'attention que l'on consacre à la tenue des garçons.

Leurs vêtements masquent les déviations légères à l'âge

où l'allure, les contours de la nuque, la taille, la saillie des omoplates et des hanches des fillettes deviennent une des grandes préoccupations des mères et des couturières ; les moins attentives sont bien obligées de s'apercevoir de l'asymétrie du tronc lorsqu'il s'agit de vêtements ajustés faits de pièces symétriques ; cela est si vrai que la découverte des scolioses au début est plus souvent due à la corsetière ou à la couturière qu'à la famille ; tandis que chez les enfants du peuple et plus encore chez les paysannes à vêtements flottants de fortes déviations sont pendant des années méconnues. Une circonstance qui devrait déjà mettre en garde contre cette idée courante de l'immunité relative des garçons, consiste dans ce fait admis par tous les auteurs, que les difformités très graves, les bosses, ne sont pas plus rares dans le sexe masculin, c'est même le contraire qui est vrai — il serait difficile de concilier ce fait avec la rareté relative des formes bénignes ou moyennes. Mais voici ce qui se passe ; les garçons sont en général plus vigoureux que les filles, ils développent leurs forces grâce aux jeux violents et aux exercices auxquels ils s'adonnent même dans les conditions peu hygiéniques des lycées, précisément à l'âge de l'adolescence où les filles s'affaiblissent et cessent presque complètement de jouer ; aussi les garçons finissent-ils par triompher du mal, ils se redressent ou du moins ils prennent l'apparence d'individus droits. En réalité un grand nombre d'entre eux conservent définitivement des déviations bien compensées, c'est-à-dire que les épaules se tiennent au même niveau et qu'il n'y a pas de chute générale du tronc par côté, ce qui n'empêche pas une omoplate d'être plus saillante, « plus forte puisque c'est la droite, c'est tout naturel. » Il est tout aussi commun de voir une jambe de pantalon qui paraît plus courte que l'autre ou d'apprendre au contraire que le tailleur a l'habitude d'en allonger une d'un ou deux centimètres, ou de rembourrer une épaule ou un pectoral de redingote plus que l'autre.

C'est ainsi qu'on arrive facilement à établir combien il y a de garçons et d'hommes légèrement déformés parmi ceux qui paraissent de prime abord et qui se considèrent comme droits, et cette constatation sera facile à tous ceux qui s'inquièteront de la partie masculine des familles des fillettes scoliotiques, ainsi que je le fais depuis des années.

Pour ce qui est du dos rond et de la cyphose les garçons et les jeunes gens sont plus généralement atteints que les filles, qui, à ce point de vue, arrivent par coquetterie à prendre le dessus, à un âge où les jeunes gens sont encore astreints à des études fatigantes et assidues.

Les déviations de la colonne vertébrale peuvent débuter à n'importe quel âge, mais nous ne nous occuperons qu'incidemment de celles des vieillards et des adultes, elles sont d'ailleurs rares comparées à celles des jeunes sujets. Dans l'enfance et l'adolescence plusieurs périodes doivent particulièrement attirer l'attention du côté du rachis. La scoliose peut être *congénitale,* soit liée à d'autres difformités chez les monstres, soit isolée et attribuée en général au rachitisme fœtal; ces cas sont rares. Dans ces dernières années la photographie Röntgen a permis de reconnaître dans plusieurs cas de scolioses congénitales des anomalies de développement des vertèbres (Hoffa), par exemple l'existence de pièces intercalaires cunéiformes entre deux vertèbres.

C'est surtout vers l'âge de 6 à 8 mois, encore au cours des deux premières années que l'on voit se constituer les cyphoses et surtout les scolioses nettement rachitiques; à cet âge les enfants, même mal surveillés, sont si souvent vus nus, que le début de la déformation échappe rarement et les parents, qui ne s'en préoccupent que beaucoup plus tard, savent bien dire qu'ils ont vu l'asymétrie apparaître dès l'âge de 5, 6 mois, en même temps que des nouures; ou bien le scoliose apparaît plus tard, lorsque l'enfant commence à marcher, en même temps que l'incurvation des membres.

Plus tard encore, c'est vers l'âge de 6 à 7 ans, au moment de la seconde dentition et d'une forte poussée de croissance que l'on voit débuter un grand nombre de lordoses et de scolioses ; ainsi sur 1 000 cas, 211 débutent entre 6 et 7 ans (Eulenburg) tandis que 33 cas seulement se placent entre 5 et 6 ans, et la fréquence reste très grande jusqu'à 10 ans ; ces scoliotiques-là, de 6 à 7 ans, sont les plus négligés, car la difformité est peu apparente et masquée par la robe lâche ; ce qui attire l'attention c'est le plus souvent le gros ventre, tandis que l'examen complet de l'enfant montre qu'il y a de la lordose, de la cyphose et très souvent une déviation latérale.

Enfin l'âge scolaire par excellence, de 10 à 14 ans fournit le plus grand nombre de scoliotiques soignés, ce qui à la vérité ne veut pas dire que les déviations débutent réellement à cette époque, mais toutes les conditions d'existence des enfants de cet âge favorisent le développement, l'exagération des déviations déjà ébauchées, en même temps que l'allongement de la taille et la puberté contribuent à préparer le terrain en débilitant l'organisme.

Les individus déjà scoliotiques dans leur jeunesse, parfois très légèrement atteints, peuvent se déformer davantage plus tard, soit à l'occasion d'un traumatisme, soit pendant l'allaitement, soit dans la vieillesse ; on croit à tort que la scoliose a débuté à ces périodes : les aïeules, qui dans leur jeunesse ont été de sveltes jeunes filles, étaient déjà des scoliotiques à cette époque ; on peut s'en assurer quand elles font appel aux détails de leurs toilettes et de leurs corsets d'antan.

Durant toute l'enfance et l'adolescence, de nombreuses *fautes d'hygiène* tendent à déformer la colonne vertébrale ; sa mobilité est mise en jeu continuellement, sa forme changeant avec chaque attitude du tronc et des membres, au repos, dans la station assise et dans la marche, à chaque déplacement du centre de gravité. Ces déformations continuelles et passagères sont naturelles, utiles au développement régulier des os, ligaments et muscles vertébraux. Mais tout autre est l'effet des déplacements répétés toujours dans le même sens, des attitudes déviées maintenues pendant une période de temps prolongée. C'est précisément ce qui se produit dans maintes circonstances tout le long des années de croissance : une attitude vicieuse est imprimée à la colonne vertébrale, toujours la même chez le même enfant et cette attitude habituelle finit par se transformer en déviation stable par suite d'altérations du squelette.

Ainsi les *nourrissons* sont presque toujours portés de la même manière, couchés sur leur flanc droit supporté par le bras gauche de la nourrice (fig. 13 et 14). La colonne vertébrale décrit ainsi une courbure à convexité droite qui pourrait se fixer pour ainsi dire, si l'enfant était atteint de rachitisme aussi précoce. Lorsque le nourrisson a 3 ou 4 mois il est déjà porté souvent assis sur le bras, et cela de plus en plus à mesure qu'il grandit. C'est encore du bras gauche que se servent la grande majorité des femmes pour porter l'enfant pour cette bonne raison déjà qu'elles sont droitières et que l'enfant porté du bras droit les empêcherait de faire quelque besogne que ce soit, tandis que les femmes peu aisées travaillent constamment dans leur maison avec leur nourrisson sur le bras ; bien des femmes même, nourrices et bonnes d'enfant, perdent toute assurance dans leurs mouvements lorsque leur bras droit est embarrassé par l'enfant. Ainsi assis sur le plan incliné de l'avant-bras (fig. 15) l'enfant se rejette vers la poitrine de la femme qu'il tient d'ailleurs plus tard par le cou en levant plus ou moins l'épaule droite ; quand le bras gauche est soutenu par le bras droit, l'avant-bras est horizontal ou montant et la courbure de la colonne vertébrale est unique à convexité droite, mais quand le bras n'est pas soutenu, ce qui est la règle, le bassin tombe à gauche et il se forme une courbure lombaire ou lombo-dorsale gauche, qui ramène le haut du corps de l'enfant vers l'appui qu'il cherche.

L'enfant débile ou rachitique est tout naturellement porté beaucoup plus longtemps qu'un autre et sa colonne vertébrale incapable de résister se déforme d'autant plus facilement en cyphose et en scoliose gauche ou à double courbure, la cyphose ayant d'ailleurs infiniment moins de tendance à se fixer que les déviations latérales.

Il ne faudrait pas en conclure que les scolioses rachitiques précoces soient toutes à convexité gauche. Lorenz pense même qu'elles ne sont pas plus fréquentes que les droites, mais il dit aussi que les femmes portent aussi bien les enfants à droite qu'à gauche ; si c'est exact en Allemagne, ce n'est certes pas le cas en France, en Angleterre, en Russie, où l'on chercherait longtemps un enfant porté sur le bras droit, surtout parmi les femmes du peuple que l'on voit presque toujours chargées d'un nourrisson.

Les enfants ne sont pas toujours portés, beaucoup d'enfants pauvres passent leur temps au berceau, couchés plus ou moins de travers, plus tard assis dans leur lit sur un plan à peu près toujours incliné ainsi que le fait observer Lorenz, que ce soit dans un sens ou dans l'autre, mais toujours le même pour un enfant donné — la direction de la scoliose dépendra de ce hasard.

De même l'enfant assis sur le genou de la femme qui travaille se trouve sur le genou gauche sauf exception, afin de ne pas gêner les mouvements du bras droit. Le dos s'affaisse en formant une cyphose totale (fig. 16 et 17) et le plan incliné du genou amène des déviations latérales ; tantôt la colonne vertébrale se rejette immédiatement vers la droite après une très brusque courbure sacro-lombaire, tantôt elle dessine nettement une courbure lombaire gauche courte (fig. 17) et une déviation droite presque totale, tantôt enfin elle décrit une courbure à convexité lombo-dorsale gauche pareille à celle de la figure 1.

Dans les petites voitures si répandues en Angleterre, où les enfants assis s'appuyent en avant sur une sorte de ta-

PLANCHE IV

ATTITUDES VICIEUSES

PLANCHE IV

Attitudes vicieuses.

Fig. 13. — Enfant porté couché sur le bras gauche et présentant une scoliose droite totale.

Fig. 14. — Enfant porté couché sur le bras droit, scoliose gauche totale.

Fig. 15. — Enfant porté assis sur le bras gauche ; la direction du bassin est oblique, le côté gauche abaissé, tandis que tout le tronc se rejette vers la droite où l'enfant s'appuie sur la porteuse ; quand le bras gauche n'est pas soutenu son obliquité plus grande exagère la déviation de la colonne vertébrale, mais sur la figure 15, déjà il y a scoliose droite.

Fig. 16. — Enfant assis sur la cuisse un peu descendante ; la moitié gauche du bassin est abaissée et la colonne déviée en convexité droite ; il y a de plus une cyphose lombaire considérable que tous les jeunes enfants présentent étant assis.

Fig. 17. — Enfant assis sur un plan plus incliné ; la scoliose droite est beaucoup plus prononcée ; la cyphose l'est moins, l'enfant étant plus âgé.

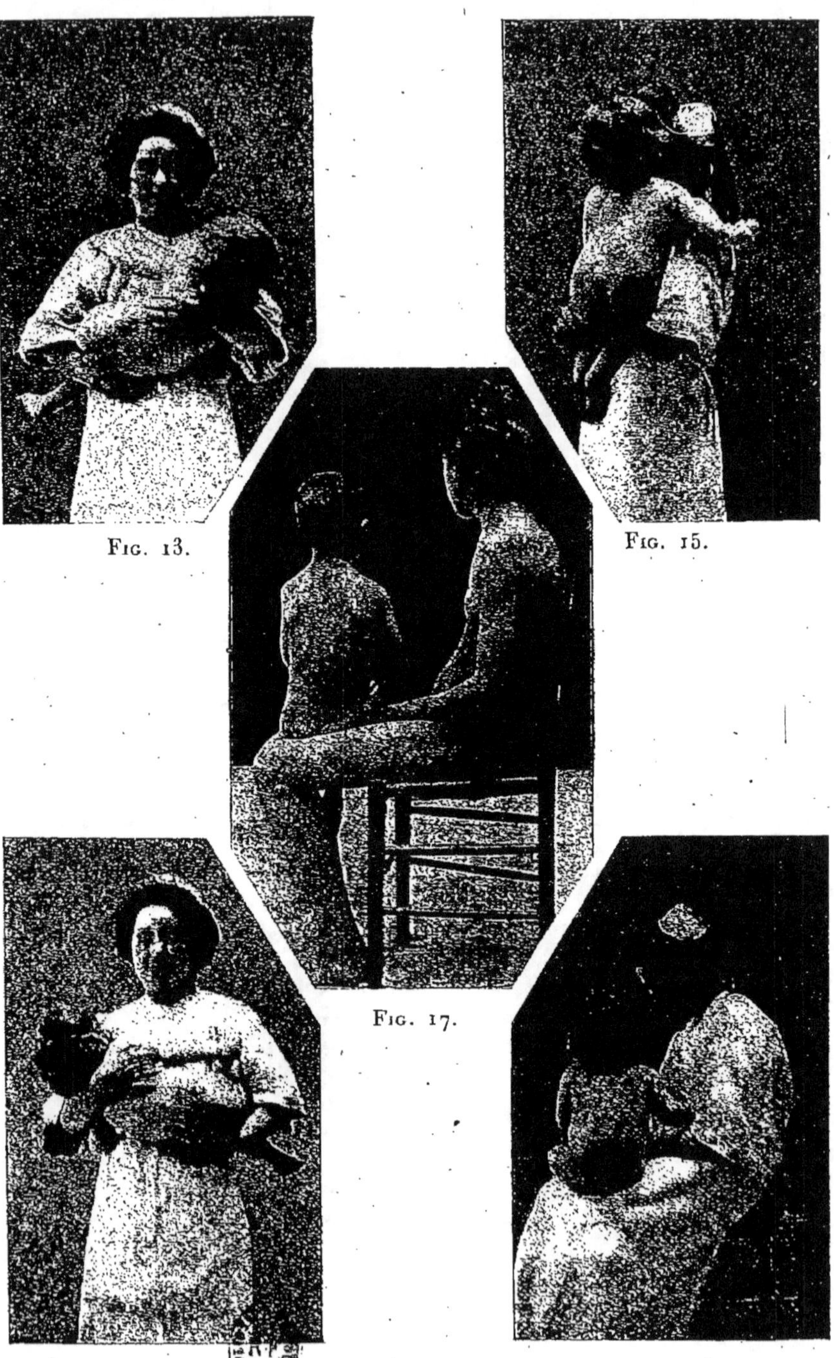

Fig. 13.

Fig. 15.

Fig. 17.

Fig. 14.

Fig. 16.

PLANCHE V

ATTITUDES VICIEUSES

PLANCHE V

Attitudes vicieuses.

Fɪɢ. 18. — Enfant malade non scoliotique à colonne vertébrale très souple dans l'attitude qu'elle affecte volontiers en dormant : décubitus ventro-latéral droit, le bras droit levé au-dessus de la tête. Il en résulte une grande déviation totale à convexité droite, principalement dans la région lombaire.

Fɪɢ. 19. — La même enfant lisant au lit. Déviation totale à convexité droite, portée au maximum ; attitude très commune chez les enfants alités.

Fɪɢ. 20. — Enfant alitée (atteinte d'ostéite d'un membre inférieur) ; elle ne se couche jamais sur le côté et passe sa journée à lire dans l'attitude représentée. La région lombaire n'étant pas soutenue il en résulte une cyphose cervico-dorso-lombaire.

Fɪɢ. 21. — Fille de 14 ans, scoliose très prononcée à trois courbures ; dorsale droite, lombaire gauche et légère cervicale gauche. Dans le décubitus gauche, la déviation dorsale se corrige, la colonne vertébrale sans s'infléchir comme chez une enfant normale (fig. 19) devient au moins rectiligne dans la région dorsale ; par contre la convexité lombaire gauche s'exagère.

Fɪɢ. 22. — La même couchée sur le côté droit. La déviation dorsale s'accentue, tandis que la courbure lombaire se corrige en partie, mais, comme dans la première position, on voit au lieu d'une courbe souple et régulière pareille aux figures 18, 19, une ligne épineuse heurtée, quelques vertèbres sortant du rang.

Cette enfant présente étant debout une déviation courte et anguleuse, allant de la 5e à la 9e vertèbre dorsale, la première et la dernière étant sur la ligne médiane ; avec les courbures cervicale et lombaire l'ensemble constitue plutôt une ligne brisée qu'une courbe.

Au point de vue étiologique il est intéressant de savoir que cette enfant a eu vers l'âge de 12 ans 1/2 des douleurs de croissance dans les membres, de l'anémie, des attaques d'hystérie, si bien qu'elle est restée alitée durant près de trois mois, presque constamment dans la position de la figure 22. La scoliose a été constatée après cette maladie et la « coudure » dorsale existait dès cette époque ; la courbure lombaire est venue plus tard et la cervicale évidemment en dernier lieu puisque l'épaule droite a été la plus élevée jusqu'en ces derniers temps, tandis que la gauche l'est actuellement.

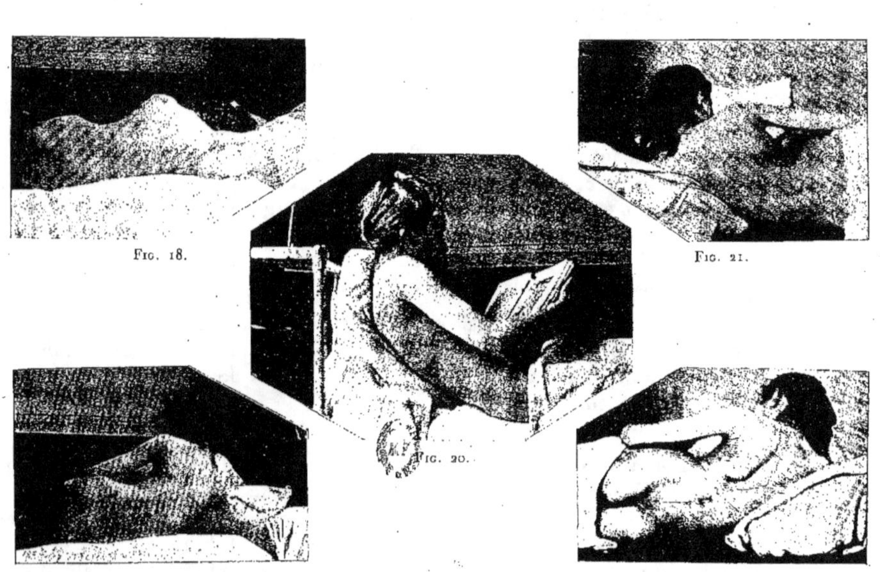

Fig. 18.
Fig. 19.
Fig. 20.
Fig. 21.
Fig. 22.
Pl. V

blette, Barwell a toujours vu les petits endormis penchés sur le côté droit ; il en a vainement cherché qui tombassent à gauche — c'est l'effet de l'habitude acquise antérieurement par l'enfant, de s'incliner à droite vers le corps de la femme qui le porte.

Plus tard, lorsque les enfants courent et jouent, on ne songe point à exercer leur bras gauche, ils sont droitiers, et dans un certain nombre de leurs jeux, tels que la toupie, le cerceau, ils prennent une attitude qui infléchit la colonne vertébrale toujours dans le même sens ; ce fait a son importance chez les enfants dont la colonne vertébrale a déjà reçu une impulsion vicieuse par suite des circonstances examinées plus haut.

Une autre *attitude vicieuse habituelle* est celle que l'enfant prend *au lit* ; je demande toujours et j'ai souvent regardé comment dorment les enfants — il est très commun de voir un enfant dormir à peu près toujours de la même façon sur le côté ou en position ventro-latérale ou dorso-latérale, plus ou moins en chien de fusil, un bras replié sous la tête. La fig. 18 nous montre ce que cette attitude produit au point de vue de la cyphose et de la scoliose.

Il faut rapprocher de cette attitude celle que prennent les enfants plus grands dans le cours et la *convalescence* d'une maladie lorsqu'ils passent leur journée à regarder des images, à lire ; parfois ils sont assis d'aplomb et alors en cyphose lombaire (fig. 20) très prononcée ou en cyphose totale — c'est le cas des enfants qui ne peuvent se mettre sur le côté par suite de l'immobilisation d'un membre ; ils restent pendant des semaines et des mois dans cette attitude cyphotique tout le temps qu'ils ne dorment pas. D'autres fois ils se mettent sur le côté (fig 19, 21, 22), dans une attitude scoliotique très prononcée ; suivant le côté d'où vient le jour l'enfant se couche sur le côté droit ou sur le gauche et conserve à peu près tout le temps cette position. Dans plusieurs de mes observations le début de la scoliose se rap-

porte nettement à cette circonstance et dans combien d'autres
cas ce fait se retrouverait si on l'avait cherché à temps ! En
effet il n'y a pas de conditions plus favorables au développement d'une scoliose que l'affaiblissement général, la croissance rapide qui accompagne les maladies de l'enfance, et l'attitude vicieuse prolongée se combinant pour agir ensemble.

Dans la seconde enfance et l'adolescence les causes de
déviation se multiplient encore ; la plus importante, celle à
laquelle n'échappent les enfants d'aucune classe de la société,
c'est *l'étude,* c'est-à-dire la lecture et l'écriture jusqu'à l'âge
de 12 à 14 ans ; plus tard c'est toujours l'étude pour les favo-
risés du sort jusqu'à l'âge adulte ; pour les autres c'est le
port de fardeaux, la couture, l'apprentissage d'un métier, etc.

Les enfants de 5 à 12 ans passent dans la station assise,
soit en classe, soit chez eux un nombre d'heures, qui va
croissant avec l'âge, — et cette position est, sauf de rares
exceptions, déplorable : c'est la plus répandue et la plus
active des causes de déviation. Il est difficile, il est à la longue impossible de rester assis droit, parce que cette position ne se maintient qu'à l'aide de la contraction de la plupart
des muscles du tronc ; quand les muscles sont fatigués l'enfant, et l'adulte aussi bien, se place de manière à les délasser,
à trouver un appui sur la table par l'intermédiaire des coudes,
ou des avant-bras.

Lorsqu'en lisant l'enfant met ses deux coudes sur la table
et la tête dans ses mains (fig. 30), attitude sévèrement pros-
crite par le personnel enseignant, il y a bien une cyphose plus
ou moins accentuée suivant que la table est plus ou moins
basse, mais pas de déviation latérale ; c'est encore certainement la meilleure attitude que l'enfant puisse prendre dans
ces conditions. Mais à défaut de cette position, et surtout en
écrivant, l'enfant prend une pose asymétrique, non seulement
parce qu'il cherche un appui extérieur, mais encore parce
que au moment où la déviation et la torsion de la colonne

vertébrale arrivent à un certain degré, la résistance passive des ligaments entre en jeu et remplace l'effort des muscles fatigués ; quand les ligaments du côté de la convexité sont tendus au maximum, la colonne est en quelque sorte suspendue en se tassant sur la concavité et les muscles n'ont plus la peine de la soutenir par leur contraction. Quelques enfants paraissent se tenir très droits, posés sur les deux ischions, la tête haute, le tronc vertical — ce sont peut-être les plus gravement déviés, car ils ne persévèrent dans cette rectitude qu'à l'aide d'une forte torsion et d'un certain degré de lordose (fig. 3). Suivant les dispositions de la table et du siège, suivant la taille, l'éclairage, la façon dont est tenu le cahier, suivant les pays enfin l'attitude de l'enfant varie tout en restant invariablement mauvaise. Dans l'attitude d'écriture on trouve toutes les formes de déviation, des cyphoses, des scolioses lombaires et dorsales droites et gauches ; il suffit de voir ce qu'en disent les auteurs des différents pays. Schenk, qui est peut-être celui qui a le mieux étudié l'attitude scolaire n'a pour ainsi dire pas vu d'enfant bien assis ; « sur 200 enfants, dit-il, 160 déplacent leur thorax à gauche par rapport au bassin de façon à faire supporter le poids du thorax par le coude et l'avant-bras gauche en déchargeant le bras droit, ceci avec torsion à gauche en formant des scolioses totales ou lombaires gauches ; 34 enfants se déplacent à droite légèrement tout en se tordant à gauche fortement — l'attitude cause une scoliose lombaire gauche et dorsale droite. La cyphose est encore bien plus générale ; les plus cyphotiques sont ceux qui mettent leurs coudes très loin par côté, car les coudes mal d'aplomb glissent de plus en plus loin à mesure que la fatigue vient, la colonne s'affaisse jusqu'à ce qu'elle se trouve supportée par l'appareil ligamenteux ou bien appuyée sur l'abdomen affaissé » (fig. 28). Lorsque le banc est loin de la table l'enfant est souvent assis sur un seul ischion, le droit, le corps appuyé sur le bras droit, suspendu obliquement entre le banc et la table en forte scoliose droite. Lorenz trouve plus généralement les enfants écrivant en scoliose droite, assis sur un ischion, d'autres fois, le bassin étant d'aplomb il se forme une scoliose lombaire gauche avec dorsale droite. Bien des maîtres de calligraphie en Russie font tenir le cahier très obliquement ; l'enfant est assis très obliquement aussi, le côté droit touchant la table ; l'avant-bras droit repose sur la table et pivote sur le coude tandis que du membre supérieur gauche les doigts seuls ont le droit d'être posés pour tenir le cahier ; l'attitude est analogue à celle de la figure 22. Voici d'ailleurs une série d'autres attitudes d'écriture, de lecture et de repos en classe (fig. 23, 24, 25, 26, 27, 28, 29, 30, 31, 32) que j'ai observées chez les enfants, en leur faisant bien entendu prendre la position qui leur était familière sans les suggestionner ; l'enfant n'hésite pas, elle se place tout de suite de travers à sa manière ce qui montre bien que c'est là une attitude stéréotypée par une longue habitude — c'est justement en cela que réside tout le danger. La même position, conservée tous les jours pendant des heures et ainsi pendant des années, est devenue une véritable attitude professionnelle et la scoliose est la maladie professionnelle des enfants, ainsi que le dit Lorenz.

Les filles sont, il est vrai, souvent libérées plus tôt que les garçons quant aux classes, mais elles sont tenues par des *travaux d'aiguille* (fig. 33), par le *piano* (fig. 34, 35) qui ne se font pas dans des conditions beaucoup meilleures et elles ne compensent pas cette immobilité par les jeux salutaires des garçons.

Il ne faut pas oublier non plus l'étude du *violon* qui se fait dans une position asymétrique, l'épaule gauche levée, la tête inclinée à gauche, en scoliose gauche dorso-lombaire, accompagnée facilement d'une courbure cervicale droite.

Il n'est pas jusqu'au *port des livres de classe* qui ne mette les enfants de travers, qu'il s'agisse d'une serviette bourrée portée sous le bras ou d'un cartable pendu au bras ainsi que c'est plus souvent le cas pour les filles. Dans les pays du

PLANCHE VI

ATTITUDES D'ÉCRITURE

PLANCHE VI.

Attitudes d'écriture.

Fɪɢ. 23. — Table basse et horizontale, cyphose cervico-dorsale.

Fɪɢ. 24. — La même enfant vue de dos ; le bassin est d'aplomb, mais le papier est tenu très à gauche et tout de travers, la tête est portée sur l'épaule gauche et tournée à gauche et tout le tronc est incliné à gauche. L'enfant possède avec sa cyphose une légère scoliose droite.

Fɪɢ. 25. — Table trop haute ; l'enfant est suspendue entre le banc et le bord de la table ; l'épaule droite sous l'oreille, le bras gauche tout entier sur la table et tout le corps porté vers la gauche. Scoliose gauche lombaire, droite dorsale.

Fɪɢ. 26. — Table haute. Scoliose gauche totale légère, chez une enfant, qui semble être assise bien droite.

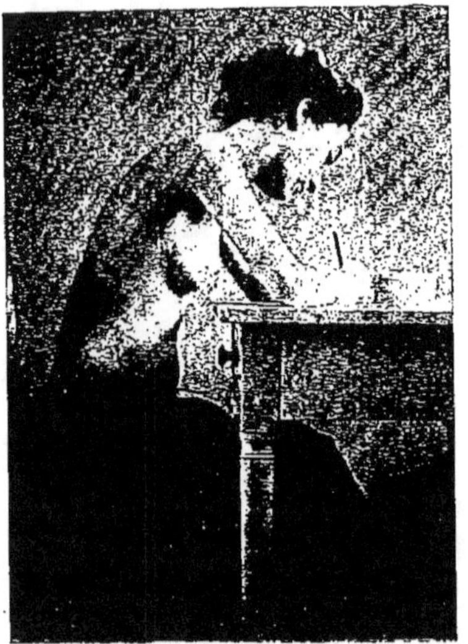

Fig. 23.

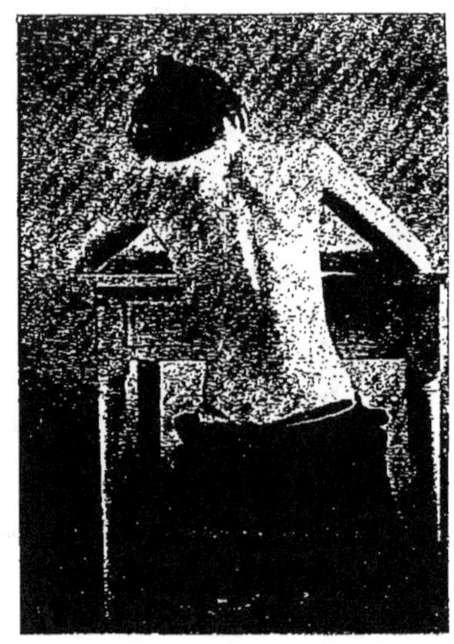

Fig. 24.

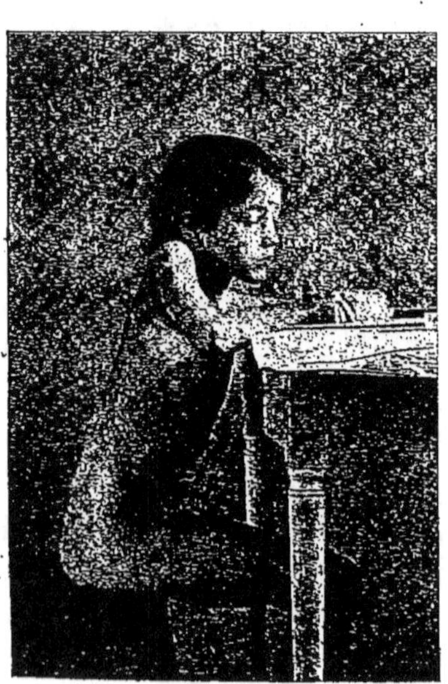

Fig. 25.

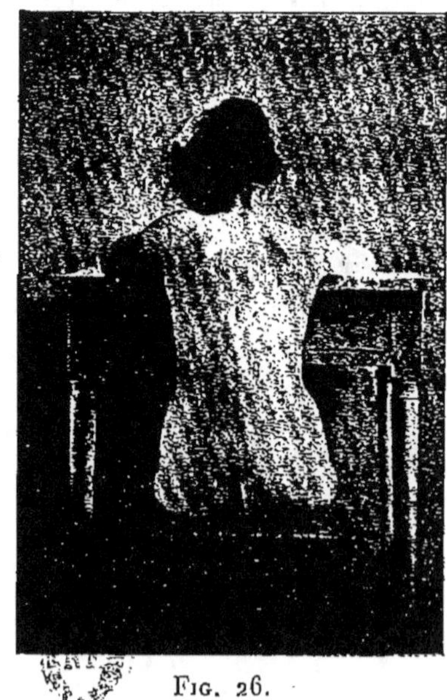

Fig. 26.

Nageotte.

PLANCHE VII

ATTITUDES DE REPOS EN CLASSE

PLANCHE VII

Attitudes de repos en classe.

Fig. 27. — Cyphose totale, affaissement du ventre évité par l'appui que les bras prennent sur la table.

Fig. 28. — Cyphose totale ; affaissement complet sans appui, position absolument habituelle chez cette enfant aussitôt qu'elle est assise un instant.

Fig. 29. — Lecture au repos ; l'appui est pris sur le coude gauche, la tête dans la main. Attitude très répandue chez les écolières.

Fig. 30. — Repos dans une attitude correcte, les coudes symétriquement placés sur la table, la tête dans les mains, le dos suspendu en quelque sorte et droit. Quand l'enfant ne peut pas commodément appuyer son dos, cette position est certainement la meilleure et les écoliers fatigués la prennent à chaque instant ; mais « les coudes sur la table » sont sévèrement prohibés en classe.

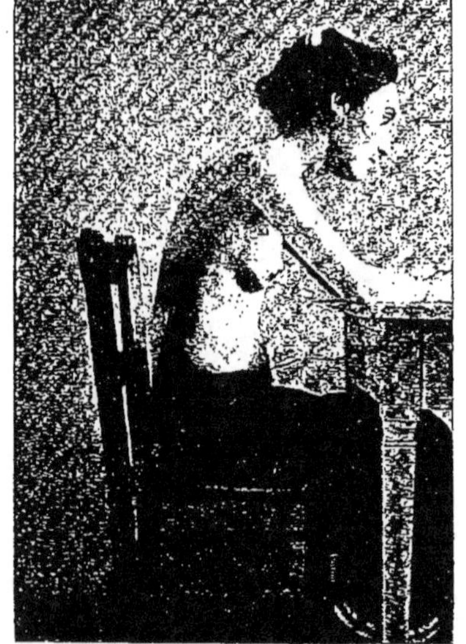

Fig. 27.

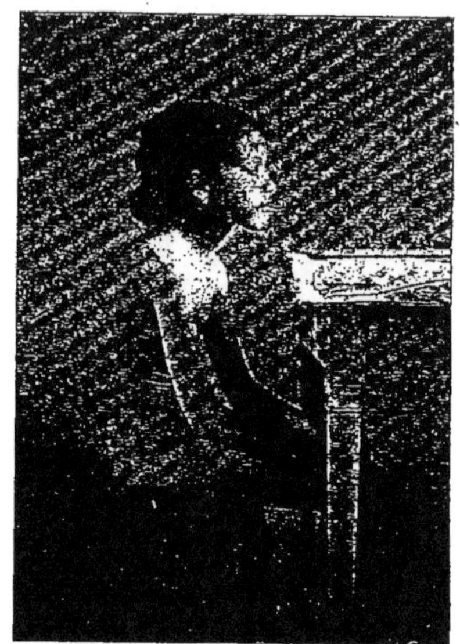

Fig. 28.

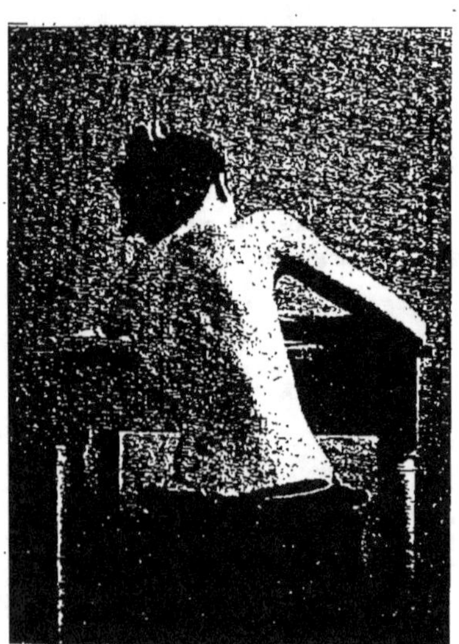

Fig. 29.

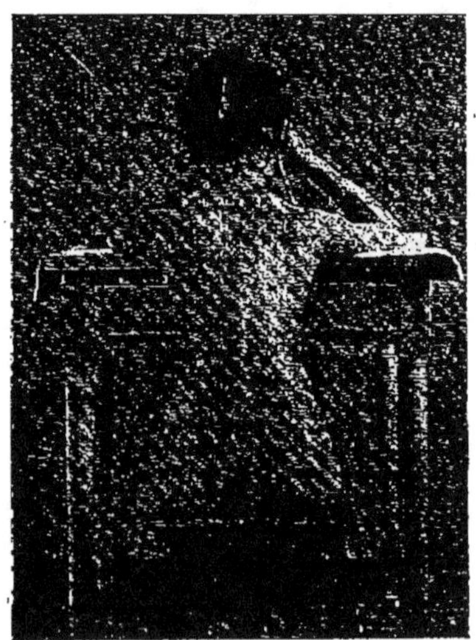

Fig. 30.

PLANCHE VIII

ATTITUDE D'ÉCRITURE. COUTURE

PLANCHE VIII

Attitude d'écriture. Couture.

Fig. 31. — *Torsion.* Le bassin est horizontal, le côté droit un peu plus près de
la table, le tronc et la tête sont verticaux, mais la colonne vertébrale est fortement
tordue, le bras droit porté en avant, tandis que le coude gauche est au bord de la
table. Habillée cette enfant paraît se tenir très bien en écrivant et elle ne reçoit
d'ailleurs jamais d'observations à ce sujet en classe. Elle est atteinte de scoliose lombaire gauche et dorsale droite.

Fig. 32. — *Position uni-fessière* gauche, entraînant une scoliose gauche totale
que l'enfant possède en effet. Elle ne s'assied jamais sur l'ischion droit dans l'attitude opposée, mais elle se met bien quelquefois d'aplomb. Dans une autre attitude
uni-fessière l'enfant laisse déborder de la chaise ou du banc l'un de ses ischions ;
le bassin s'abaisse de ce côté.

Fig. 33. — Attitude dans la couture ; elle est absolument générale et l'enfant
représentée est beaucoup moins affaissée que nombre de jeunes couturières. Cyphose
cervico-dorsale.

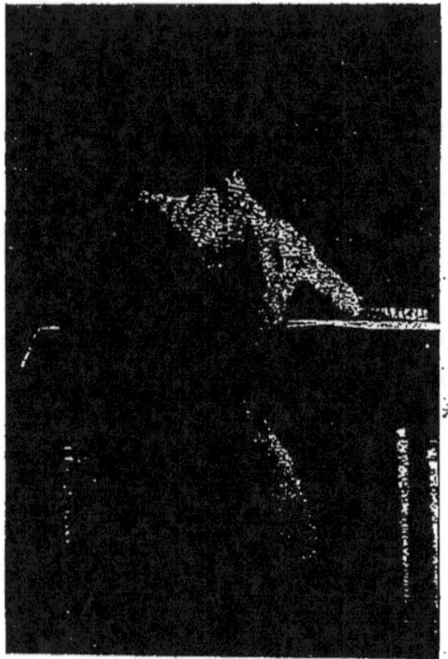

Fig. 31.

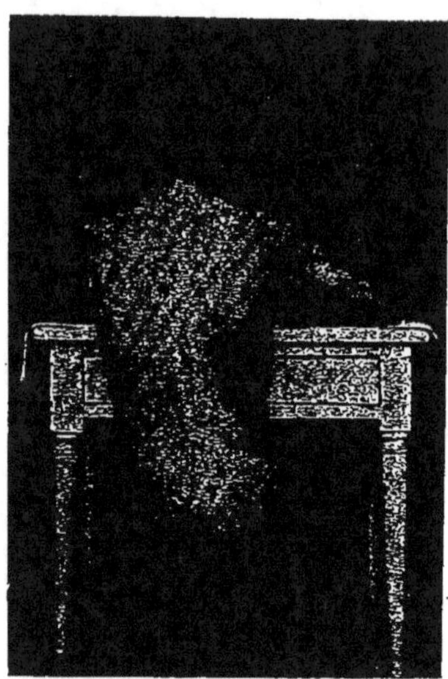

Fig. 32.

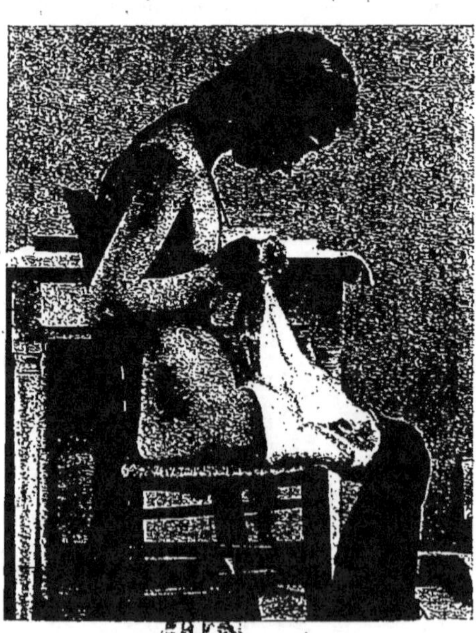

Fig. 33.

Nord, les enfants portent leurs livres dans des sacs maintenus sur le dos à la manière du paquetage des soldats cela
vaut beaucoup mieux, à condition que la charge ne soit pas
trop lourde, dans quel cas l'enfant arrondit le dos, ce qui est
d'ailleurs très commun.

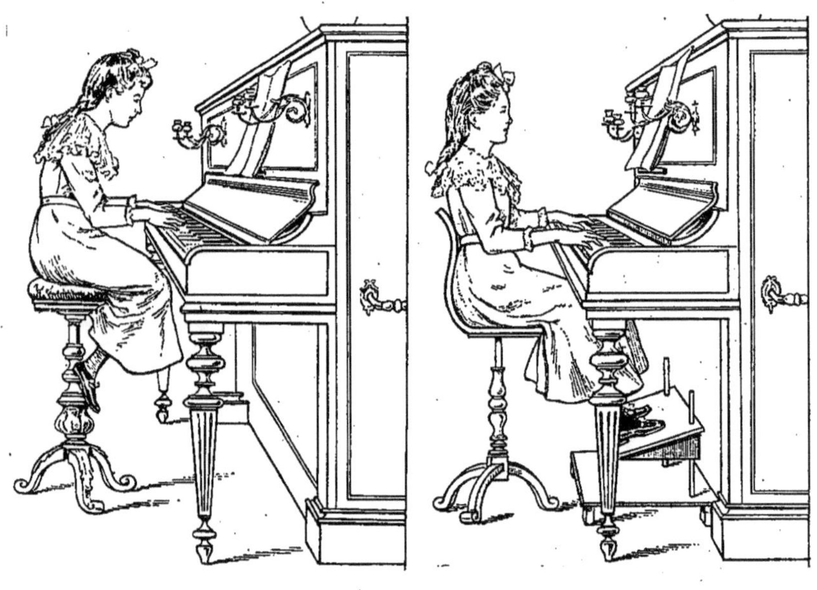

FIG. 34.   (d'après BOTH)   FIG. 35.

Tandis qu'une catégorie d'enfants continue les classes,
une autre passe de l'étude à l'apprentissage d'un métier, et
pour un certain nombre de métiers, les causes de déviation
disparaissent à ce moment, les mouvements étant variés.
Mais beaucoup d'adolescents sont obligés de *porter des
charges* au-dessus de leurs forces, ce qui est surtout souvent le sort des filles, des apprenties blanchisseuses ou autres, des fillettes chargées de soigner, c'est-à-dire de porter
des enfants plus jeunes. Elles se dévient de manières différentes, suivant la manière dont elles portent les charges ou

les enfants, mais la scoliose et la lordose apparaissent presque inévitablement (fig. 36, 37, 38, 39, 40, 41, 42).

Les couturières et autres ouvrières à *travail sédentaire* sont dans la situation des enfants en classe avec l'appui de la table en moins ; aussi, si l'attitude reste souvent symétrique, la cyphose est-elle à peu près générale (fig. 33), le tronc s'affaissant au maximum ; au début de l'apprentissage les fillettes « perdent » une bonne partie de leur temps à faire des courses et toutes sortes de besognes pour le plus grand bien de leur santé ; plus tard l'immobilité est gardée toute la journée et ses effets deviennent tout à fait pernicieux.

A côté de ces causes professionnelles de déviations, à côté des causes qui sont des fautes d'éducation et d'hygiène, causes artificielles pour ainsi dire et évitables, il est une série *de causes pathologiques* qui agissent soit indirectement soit directement sur la colonne vertébrale.

Et d'abord mentionnons le *traumatisme,* auquel les parents attribuent si volontiers tous les maux de leurs enfants. Ils ne l'invoquent pourtant pas souvent pour le rendre responsable d'une déviation ; on rencontre néanmoins de temps en temps des cas de déformation rachidienne qui paraissent se lier directement à un traumatisme violent, le plus souvent à une chute d'un lieu élevé. L'enfant dans ces cas souffre en général du dos pendant quelques semaines ou quelques mois, le dos reste faible et finalement se voûte et se dévie plus ou moins rapidement. La cyphose traumatique décrite par quelques auteurs allemands, la cyphose hérédo-traumatique de Marie n'ont pas été, que je sache, rencontrées chez l'enfant.

La *myopie* non corrigée oblige l'enfant à se baisser sur son travail jusqu'à mettre le nez dessus en exagérant ainsi au point de vue de la cyphose les inconvénients de l'étude et de la couture ; l'astigmatisme, la cécité unilatérale entraînent toujours l'inclinaison de la tête sur le côté de l'œil qui voit bien, l'autre étant effectivement ou fonctionnellement sup-

PLANCHE IX

PORT DE CHARGES

PLANCHE IX

Port de charges.

Fɪɢ. 36. — Fille de 12 ans, scoliose dorso-lombaire droite, lombaire gauche; elle est exagérée par le port d'un enfant sur le bras gauche, mais en conservant le sens de ses courbures ; la fillette porte toujours ainsi les petits de sa famille.

Fɪɢ. 37. — La même portant l'enfant sur le bras droit, ce qu'elle ne fait pas ordinairement ; les deux courbures sont renversées ; rien ne montre mieux que le danger n'est pas tant dans le port des charges, que dans l'invariabilité du mode de travail adopté.

Fɪɢ. 38. — La même vue de profil avec l'ensellure exagérée de tous les jeunes sujets qui portent des charges autrement que sur leur dos.

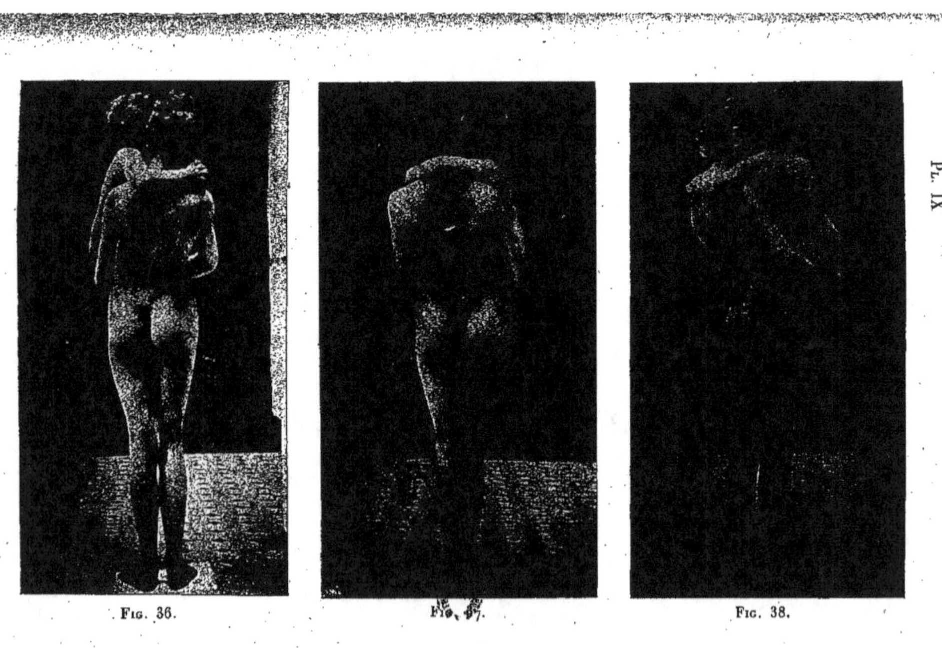

Fig. 36.   Fig. 37.   Fig. 38.

PLANCHE X

PORT DE CHARGES

PLANCHE X

Port de charges.

Fɪɢ. 39. — Fille de 12 ans 1/2. Scoliose dorso-lombaire gauche principale, et dorsale droite commençante ; membre inférieur gauche plus court de 1 centimètre.

Fɪɢ. 40. — La même portant une charge du bras droit ; les courbures de la colonne vertébrale sont notablement accrues par cette manière de porter.

Fɪɢ. 41. — La même avec sa charge sur la hanche ; la colonne est toujours déviée dans le même sens et le tronc penché à gauche.

Fɪɢ. 42. — La même avec sa charge sur l'épaule gauche, cette fois la déviation est corrective de la scoliose acquise en ce qui concerne la courbure dorso–lombaire gauche, mais la convexité droite s'exagère énormément.

Voici l'observation de cette enfant. Chétive de naissance, elle subit vers l'âge de 5 ans, sans répit, la scarlatine, la rougeole, les oreillons ; elle a de plus des végétations adénoïdes avec obstruction nasale presque complète, que l'on ne consent pas à soigner. Des exercices de mobilisation sont faits pendant deux mois ; l'enfant porte ensuite des corsets amovibles pendant un an en continuant la gymnastique, et pendant ce temps son développement général devient très bon.

On applique alors durant 4 mois 1/2 que l'enfant passe à la campagne un corset inamovible très droit, puis on revient aux exercices avec port d'un corset amovible. L'ensellure lombaire étant des plus exagérées, les corsets sont confectionnés sur la fillette assise ; la correction de la lordose est parfaite et elle se maintient hors du corset au bout de deux mois :

à 12 ans 1/2. T. 1,40 1/2 ; *r. ax* (1) 61-64 ;   *r. xy* (2) 59-73
à 13 ans 1/2. T. 1,46 ;   avant l'application du corset inamovible
—   T. 1,48 ;   aussitôt le corset mis
à 14 ans.   T. 1,49 ;   *r. ax* 65-68 ;   *r. xy* 61-63
à 15 ans.   T. 1,54 1/2 ; *r. ax* 74-76 :   *r. xy* 68-70.

Notons enfin que dans le corset inamovible l'enfant respire 18 fois à la minute, hors du corset 15 fois.

La jeune fille grande et bien développée, conserve une bonne attitude générale, malgré la scoliose restée très prononcée.

---

(1) Amplitude respiratoire au niveau du périmètre axillaire.
(2) Amplitude respiratoire au niveau du périmètre xyphoïdien.

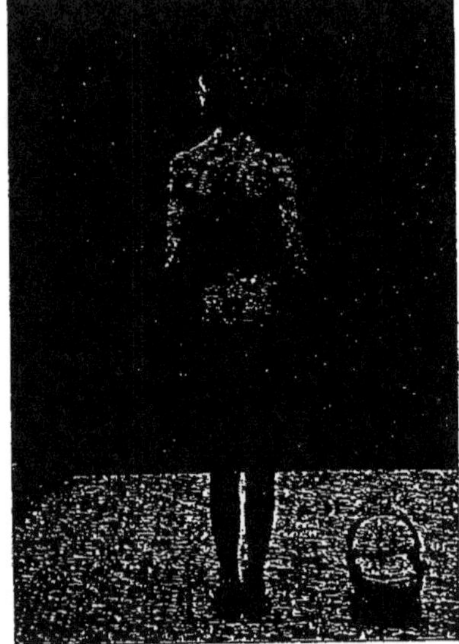

Fig. 39.

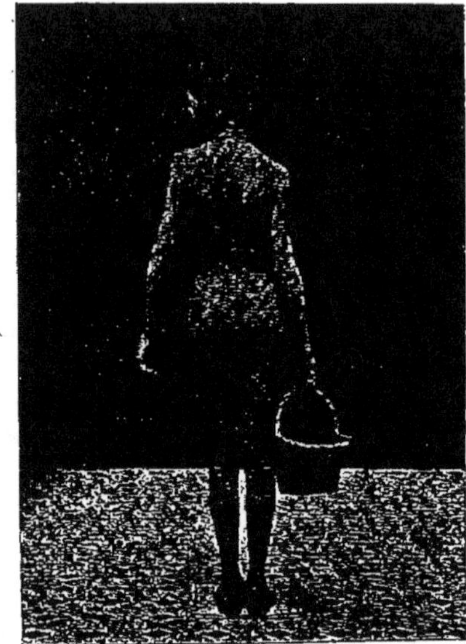

Fig. 40.

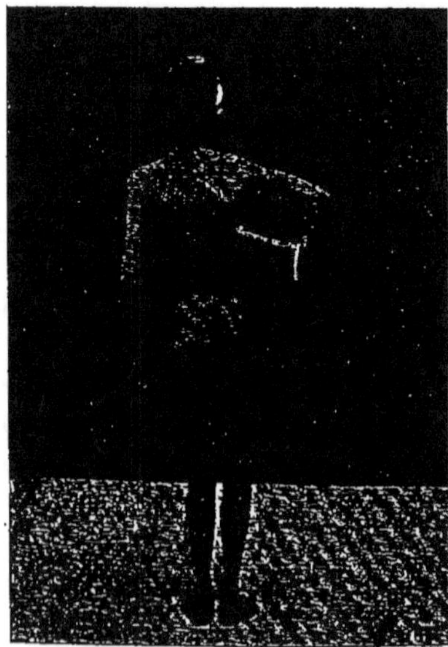

Fig. 41.

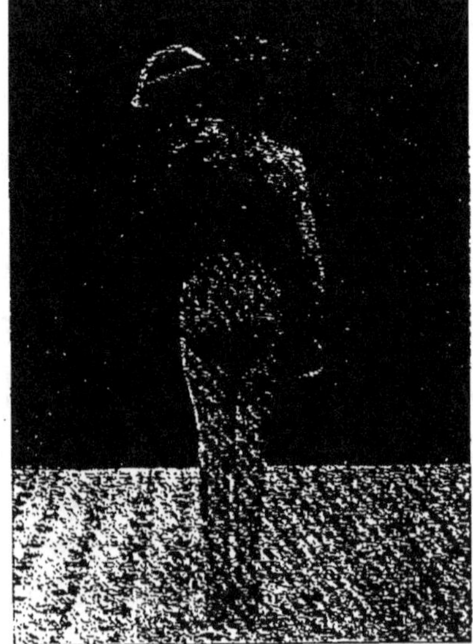

Fig. 42.

primé, et cette inclinaison de la tête provoque des courbures de compensation.

Le *torticolis* est la cause cervicale par excellence de la déviation du rachis, qu'il s'agisse du torticolis vrai conservé longtemps, ou d'une inclinaison de la tête par suite de cicatrices (fig. 43).

Les *obstacles à la respiration* sont une cause fréquente du défaut de développement du thorax, de la cyphose et du dos rond. A ce point de vue les obstructions nasales, les végétations adénoïdes doivent particulièrement retenir l'attention. Quelques auteurs, considérant les végétations comme l'origine de tous les maux, leur ont aussi attribué

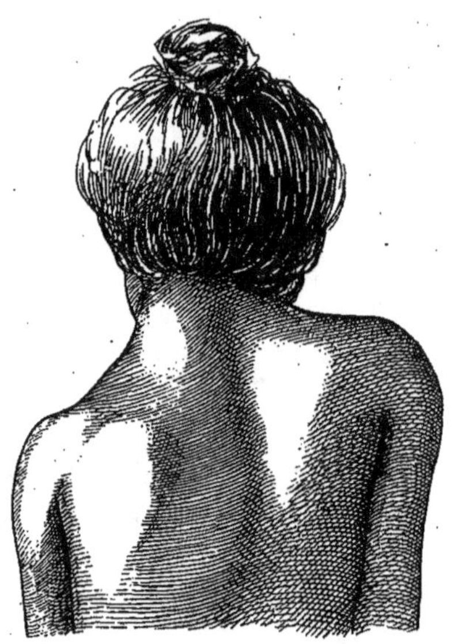

Fig. 43.

un rôle prépondérant dans l'étiologie des scolioses ; c'est aller trop loin, évidemment ; il n'y a pas de relations directes entre ces deux états morbides, les végétations n'agissent que par leur retentissement sur la santé générale et par l'entrave qu'elles apportent au développement du thorax. C'est une raison suffisante pour ne pas les oublier et pour les chercher chez les enfants déviés afin de remédier à la gêne respiratoire avant d'exiger du sujet l'exécution de grands mouvements respiratoires avec inspiration nasale, ce que l'on recommande souvent sans voir si c'est possible. A la vérité, si la masse des enfants déviés ne sont pas des adénoïdiens, par contre la plupart des adénoïdiens ont non seulement un facies caractéristique, mais encore une allure qui complète le tableau et qui est l'expression de la cyphose avec dos rond et poitrine enfoncée (fig. 83 et 242).

Les déviations à point de départ thoracique peuvent être dues aux *affections pleuro-pulmonaires ;* toutes les affections chroniques, telles que les bronchites, la dilatation des bronches, l'emphysème, l'adénopathie, entraînent à la longue de la cyphose avec dos rond par suite de la gêne respiratoire continuelle. La pneumonie, la pleurésie sèche unilatérales immobilisent plus ou moins un côté de la cage thoracique, causent un certain degré d'atrophie musculaire réflexe de ce côté, un amoindrissement fonctionnel d'un poumon — d'où peut résulter l'affaissement d'une moitié du thorax, le côté sain suppléant à l'autre ; cette rupture d'équilibre peut devenir soit le point de départ, soit une cause d'augmentation d'une scoliose dont la concavité répond au côté malade. Une névralgie intercostale rebelle peut avoir le même résultat.

La pleurésie avec épanchement, la pleurésie purulente surtout agit d'une manière autrement énergique en se terminant par une véritable rétraction pleurale et thoracique qu'il y ait eu ou non résection costale (fig. 45, 46, 47). Dans les cas où l'on n'y prend pas garde, et c'est la règle, l'asymétrie et la scoliose atteignent des proportions qu'un traitement rationnel aurait pu éviter.

Des *plaies,* des *cicatrices rétractiles* de brûlures, d'abcès froids sont parfois cause d'incurvations de la colonne vertébrale.

Les *affections abdominales* influencent la forme de la colonne vertébrale en augmentant le volume et le poids du ventre et en affaiblissant ses muscles, d'où apparition d'une lordose nécessaire au maintien de l'équilibre dans la station verticale. La question n'a évidemment aucune importance lorsqu'il s'agit d'affections abdominales sérieuses, mais il n'en est pas de même chez les enfants qui ont simplement « un gros ventre », reliquat de quelque affection intestinale de la première enfance. Il n'est point rare en effet de voir des enfants de 4, 5 ans qui, dès cet âge, présentent une lordose très prononcée, compensée par une cyphose et un dos rond

PLANCHE XI

PHOCOMÉLIE. RÉTRACTION PLEURÉTIQUE

PLANCHE XI

Phocomélie. Rétraction pleurétique.

Fɪɢ. 44. — Garçon de 8 ans 1/2. Phocomélie du bras droit ; scoliose à convexité gauche dorso-lombaire, légère gibbosité gauche, les épaules et la tête se portent un peu vers le côté droit plus léger.

Fɪɢ. 45. — Fille de 14 ans. Scoliose droite par rétraction pleurétique gauche. L'enfant a eu plusieurs affections pleuro-pulmonaires graves, entre l'âge de 18 mois et 7 ans ; une cicatrise de vésicatoire persiste sur le côté gauche du thorax. A 14 ans on constate encore des frottements dans une grande étendue de la plèvre gauche et la respiration est très affaiblie de ce côté. Au bout d'un mois d'exercices respiratoires avec développement du côté gauche et compression manuelle du côté droit, le murmure respiratoire est peu différent de celui du côté opposé et au bout de deux mois il ne reste plus de frottements et l'asymétric thoracique a notablement diminué.

Fɪɢ. 46. — La même, à 15 ans 1/2, vue de face.

Fɪɢ. 47. — La même vue de dos ; T. 149 ; *r. ax* 69 1/2-73 1/2 ; *r. xy* 61-65.

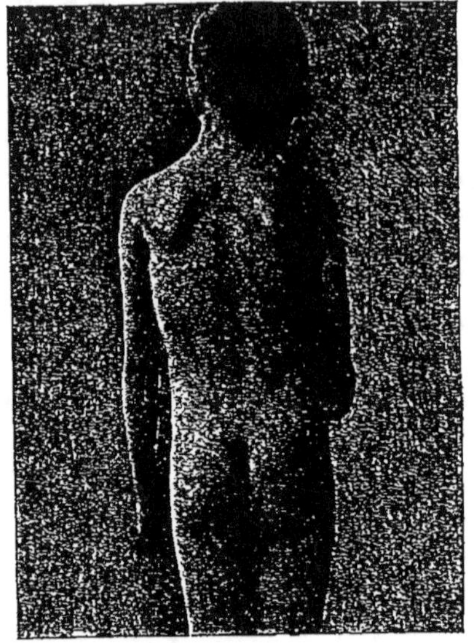

Fig. 44.

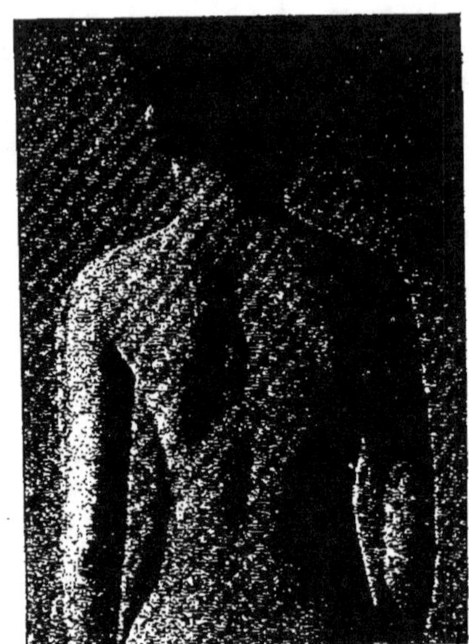

Fig. 45.

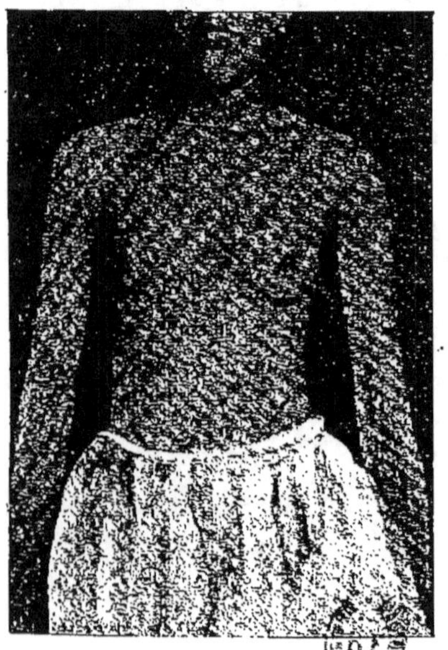

Fig. 46.

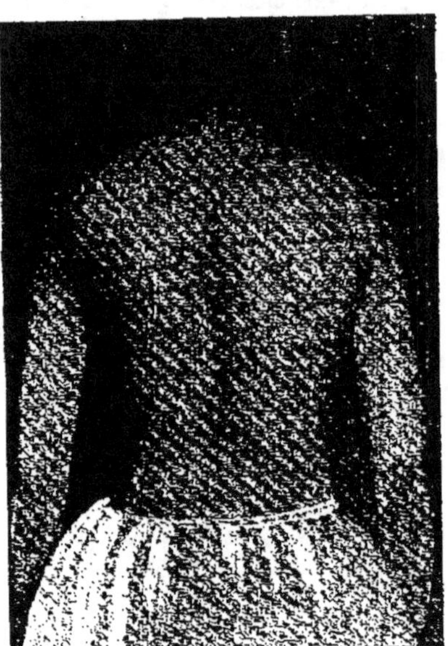

Fig. 47.

qui sont loin d'être toujours mobiles ; ces petits sujets ont toujours un ventre volumineux et proéminent ; leurs muscles abdominaux sont très nettement affaiblis et leur allure est bien celle de la parésie des muscles antérieurs (voir page 51).

Chez un certain nombre d'enfants, le rachitisme vient donner une raison de plus à la déformation, mais dans la plupart des cas de ce genre, le rachitisme est absent et la cypho-lordose est une conséquence directe du gros ventre. Les enfants obèses s'ensellent pour la même raison.

Les *difformités des membres* influencent à leur tour la forme de la colonne vertébrale. L'absence, l'atrophie d'un *membre supérieur* rompent l'équilibre du thorax, qui se porte du côté du membre absent (fig. 44) ; l'ankylose de l'épaule ou du coude, l'impotence en général d'un membre supérieur, en devenant la cause d'un développement fonctionnel et musculaire prépondérant du côté opposé, conduisent au développement asymétrique et à la déviation des côtes, et finalement à l'incurvation de la colonne vertébrale, — laquelle d'ailleurs ne présente qu'un intérêt fort secondaire dans ce genre de cas.

Les anomalies, les difformités, les affections du *bassin,* des *membres inférieurs* et de leurs jointures sont souvent le point de départ de déviations de la colonne vertébrale ; ces diverses causes agissent toutes par le même mécanisme en transformant le plan horizontal de la base du sacrum en plan incliné à droite ou à gauche.

Le bassin lui-même peut être asymétrique par atrophie d'une de ses moitiés par suite du rachitisme, d'une sacro-coxalgie, d'une anomalie congénitale, mais ces faits sont exceptionnels ; dans la grande majorité des cas l'obliquité du bassin résulte du *raccourcissement d'un membre inférieur.* Lorsque la différence de longueur est due à une coxalgie, à une luxation congénitale de la hanche, à une arthrite du genou, à une ankylose qui cause un allongement apparent et fonctionnel, au genu valgum unilatéral, au pied plat très prononcé, il y a de la boiterie et le raccourcissement du membre ne saurait passer inaperçu ; il est curieux de constater d'ailleurs combien les boiteux déforment peu leur colonne vertébrale malgré des différences de longueur considérables des membres ; il semble que l'amplitude des mouvements anormaux de la marche n'ait chez eux d'autre effet que de rendre la colonne lombaire très mobile et ses muscles très vigoureux (fig. 48, 49, 50, 51).

Il n'en est pas de même lorsque le raccourcissement d'un membre ne se lie à aucune affection ; il est extrêmement commun de trouver un membre inférieur, d'ailleurs absolument normal, plus court que l'autre de 1/2 à 2 centimètres sans que ce fait ait jamais attiré l'attention, car il n'y a jamais de boiterie dans ces cas ; toutes les articulations étant mobiles, le bassin s'abaisse simplement du côté trop court et corrige ainsi le raccourcissement. Les causes de cet arrêt de développement ne sont point connues encore, mais le fait n'a rien qui doive surprendre puisque toutes les parties du corps sont plus souvent asymétriques que symétriques, les deux moitiés de la face inégales, une main plus grande, un bras plus long que l'autre ; chez les scoliotiques ces diverses asymétries sont très fréquentes. Le genu valgum et le cubitus valgus sont au moins aussi fréquents l'un que l'autre ; le cubitus valgus est même très commun chez les scoliotiques, mais il n'attire pas l'attention n'ayant pas de conséquences fonctionnelles fâcheuses.

Dans certaines conditions un traumatisme peut provoquer une poussée d'accroissement, un allongement du membre traumatisé ; cela se voit parfois immédiatement après une résection du genou lorsque le cartilage de conjugaison a été respecté et le fait peut certainement se produire dans d'autres circonstances. Ainsi dans les antécédents de plusieurs scoliotiques j'ai relevé des *coxalgies* guéries sans laisser aucun trouble fonctionnel ; cette coxalgie se trouve parfois du côté du membre inférieur plus court, mais aussi d'autres fois du

PLANCHE XII

SCOLIOSE PAR RACCOURCISSEMENT D'UN MEMBRE INFÉRIEUR

PLANCHE XII

Scoliose par raccourcissement d'un membre inférieur.

Fᴵɢ. 48. — Fille de 11 ans 1/2. A 4 ans, cette enfant a été atteinte de tumeur blanche du genou droit, guéri dans l'ankylose ; l'enfant a toujours été bien portante et très vigoureuse. A 11 ans 1/2 le raccourcissement du membre inférieur droit est de 7 centimètres 1/2, mais la fillette ne boite que fort peu, tout en ne portant pas de hausse-pied et en ne marchant pas sur la pointe du pied. La correction du raccourcissement s'est évidemment faite par la déviation du bassin et la base du sacrum est en effet fortement oblique. Néanmoins la déviation lombaire droite est insignifiante, la scoliose gauche relativement faible aussi — l'enfant n'a aucune tendance à la scoliose et lui résiste.

Fᴵɢ. 49. — Un hausse-pied de 7 centimètres 1/2, corrigeant toute la différence entre les membres donne une concavité lombaire droite, et fait tomber l'enfant à gauche, si bien qu'elle ne peut se tenir debout qu'avec peine.

Fᴵɢ. 5o. — Le hausse-pied utile n'est que de 3 centimètres ; on voit qu'ainsi les déviations sont corrigées au maximum et que le corps est en équilibre. On doit en conclure que le sacrum et les premières vertèbres lombaires se sont déformés en coin, se sont tassés dans leur moitié gauche de manière à combler une différence de 4 centimètres 1/2, et la correction ainsi obtenue spontanément à la base de la colonne vertébrale a préservé le reste d'une déformation notable ; sous l'influence du hausse-pied de 3 centimètres, l'attitude est rapidement corrigée sans le secours d'exercices orthopédiques (Comparer à fig. 52).

Fᴵɢ. 51. — Autre exemple d'une colonne vertébrale rebelle à la scoliose. Garçon de 13 ans 1/2, atteint d'une légère hémiplégie infantile ancienne du côté droit ; le membre inférieur droit est plus court de 3 centimètres ; l'enfant marche sur toute la plante du pied et ne présente cependant aucune déviation de la colonne vertébrale. Ce cas est intéressant lorsqu'on le compare aux nombreuses scolioses lombaires ou totales nettement provoquées par une différence de 3/4-1 centimètre et corrigées par une semelle ; ici la fossette sacro-iliaque droite est un peu plus basse que la gauche, mais non pas de 2 centimètres et la correction complète a dû se faire par la déformation du sacrum et de la première vertèbre lombaire peut-être, de façon à offrir dès cette région une base d'appui horizontale au reste de la colonne.

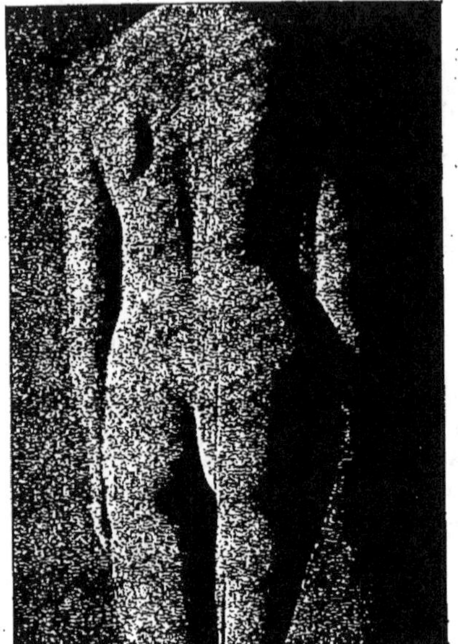

Fig. 48.

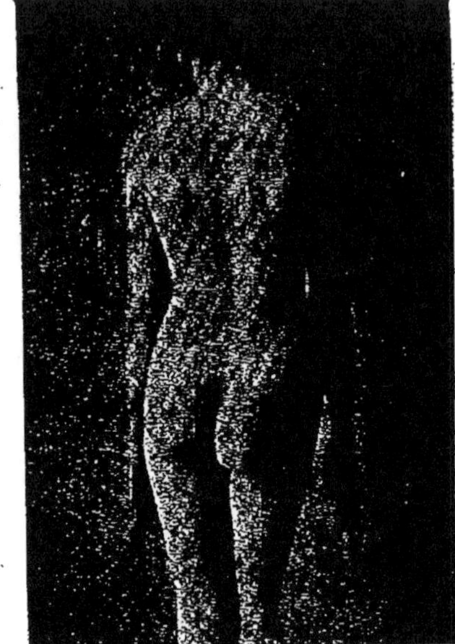

Fig. 49.

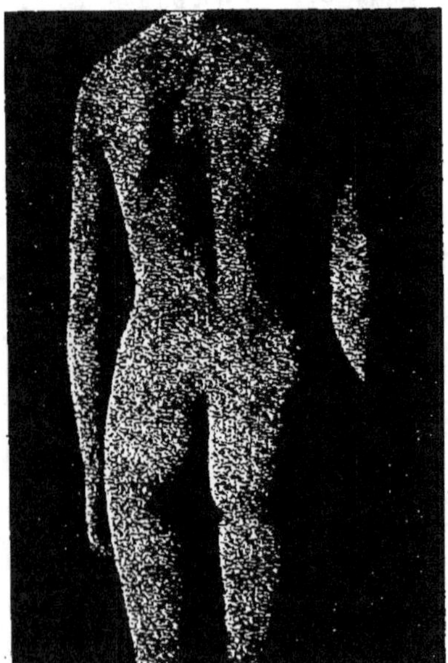

Fig. 50.

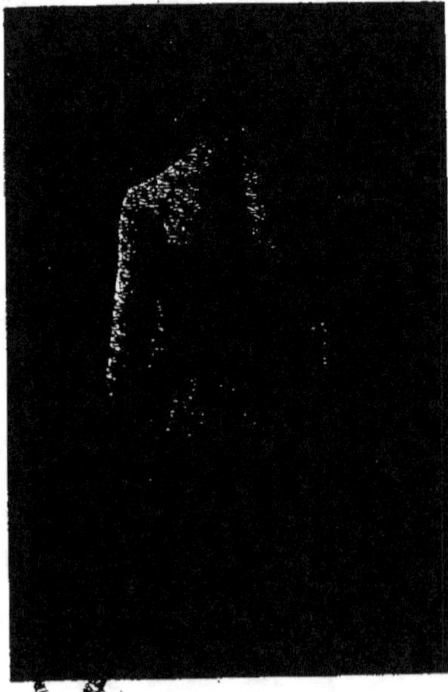

Fig. 51.

PLANCHE XIII

SCOLIOSE PAR RACCOURCISSEMENT D'UN MEMBRE

HANCHER CORRECTIF

PLANCHE XIII

Scoliose par raccourcissement d'un membre. — Hancher correctif.

Fɪɢ. 52. — Fille de 15 ans (sœur de l'enfant, fig. 231). Scoliose droite par raccourcissement du membre inférieur droit, plus court de 3/4 de centimètre à la suite d'une arthrite traumatique de la hanche qu'elle a eue à 12 ans et qui a guéri sans raideur.

Fɪɢ. 53. — La même avec un hausse-pied droit qui corrige parfaitement la déviation. Malgré cette correction la scoliose continue à progresser sans qu'il se constitue de courbures de compensation et la voussure costale droite va augmentant, en même temps que la cyphose totale (Voir fig. 85) fait des progrès inquiétants. Les exercices seuls n'arrivant pas à vaincre le mal, on les combine avec le port d'un corset plâtré amovible pendant dix mois ; les exercices sont ensuite continués avec des interruptions jusqu'à 18 ans. La scoliose n'a laissé que de faibles traces ; le raccourcissement reste le même.

Fɪɢ. 54. — Fille de 10 ans. Scoliose lombaire droite totale produite par le hancher habituel imposé à l'enfant comme attitude corrective. Cette enfant présente naturellement une scoliose gauche paradoxale. (La même fig. 194, corset surcorrection).

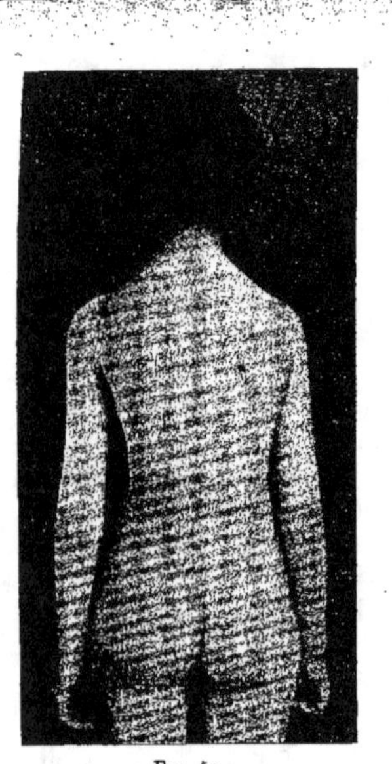

Fig. 52.

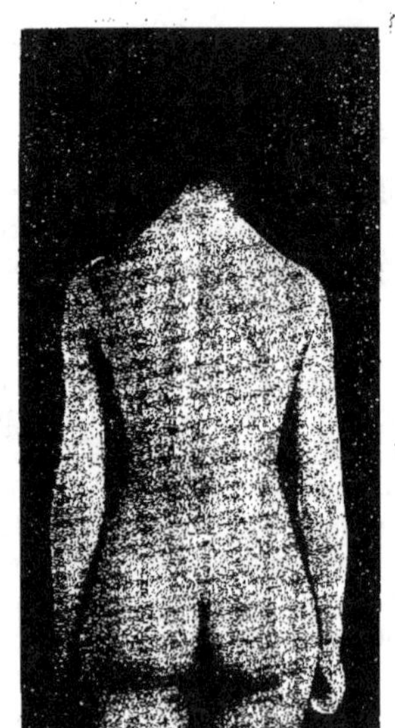

Fig. 53.

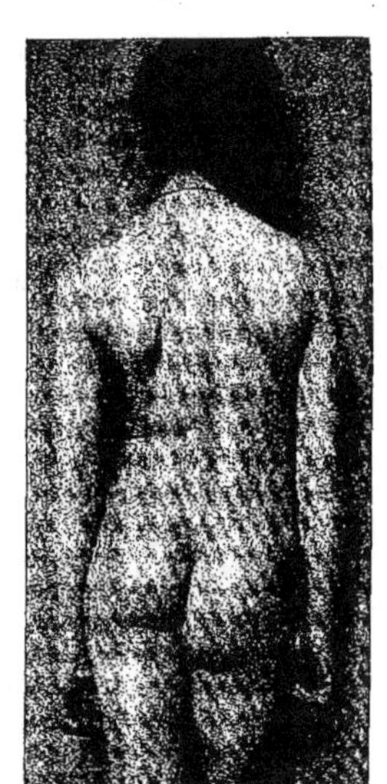

Fig. 54.

côté du membre devenu plus long ; dans ces cas il est, je crois, permis de mettre en doute la nature tuberculeuse de l'arthrite. Plus souvent, à la suite de traumatismes du genou en particulier, on verra une très légère atrophie du triceps d'abord, un certain affaiblissement définitif du membre et à la longue un certain degré de raccourcissement — telle m'a paru être la filiation des faits dans trois de mes observations de scoliose par raccourcissement d'un membre inférieur. Nous savons aussi depuis les travaux de Roger combien vive est la réaction de la moelle des os dans les infections expérimentales, même localisées et il n'est que logique d'établir un lien entre cette réaction qui se traduit par des douleurs osseuses et articulaires et l'accroissement rapide qui accompagne et suit les maladies fébriles de l'enfance ; mais l'infection ne saurait laisser indemnes les cartilages de conjugaison et il y a bien des chances pour que les deux côtés ne soient pas toujours atteints également, si bien que l'enfant se relève très allongé, affaibli et de plus avec des membres dépareillés pour ainsi dire ; c'est peut-être une des raisons pour lesquelles la scoliose débute si souvent après une maladie aiguë. En suivant les enfants pendant longtemps on voit la différence de longueur des membres inférieurs stationnaire chez quelques-uns dès le début ; chez d'autres la différence augmente pendant quelques années et je l'ai vue dans un cas aller de 1/2 centimètre à 1 centimètre dans l'espace d'un an, pour rester stationnaire ensuite ; plus souvent peut-être on voit la différence diminuer avec le temps surtout au moment des grandes poussées de croissance ; ainsi chez une enfant de 14 ans il y avait en faveur de la jambe gauche une différence de longueur de 1^{cm} 3/4 qui était réduite à 3/4 de centimètre un an plus tard, l'enfant ayant beaucoup grandi ; je n'ai pas rencontré de cas où les membres inférieurs soient redevenus égaux.

Le *hancher habituel* doit être rapproché du raccourcissement réel d'un membre. Parfois c'est en effet une jambe plus courte qui est en même temps plus faible et l'enfant se tient hanché sur le côté plus fort ; le plus souvent les jambes sont d'égale longueur, mais la droite est beaucoup mieux musclée et l'enfant lui fait supporter le poids du corps en déchargeant la gauche. Barwell dit que les jeunes filles se hanchent assez souvent à cause d'un certain degré d'ovarialgie, la sensation pénible étant atténuée lorsque la cuisse du côté sensible est légèrement fléchie et placée dans l'adduction le genou croisant l'autre — attitude tout à fait disgracieuse masquée par la robe ; je dois dire que je n'ai pas trouvé cette cause du hancher en interrogeant de nombreuses fillettes.

Quoi qu'il en soit, le hancher habituel est extrêmement répandu et il est facile de se rendre compte de ses effets déplorables (fig. 54) surtout lorsqu'il vient agir dans le sens d'une déviation déjà provoquée par d'autres causes et maintenue par d'autres attitudes habituelles. J'admettrais volontiers que le hancher puisse être la cause essentielle de la déviation dans un certain nombre de cas que j'ai rencontrés, où il est devenu tellement instinctif, que l'enfant qui se hanche à droite est incapable de reproduire cette attitude à gauche quand on l'y engage.

La *sciatique*, rare chez l'enfant, peut causer une scoliose au même titre que chez l'adulte. Pour protéger le nerf douloureux contre les tiraillements le malade prend une attitude bien étudiée par Charcot : le tronc est déplacé tout entier sur le côté sain de façon à décharger le membre malade qui est soulevé et légèrement plié de manière à appuyer sur le sol le plus légèrement possible, tandis que les muscles lombaires du côté sain se contractent fortement ; il en résulte une scoliose lombaire à convexité du côté malade (fig. 55, d'après Charcot) ou bien, si le malade corrige cette première déviation, une scoliose à double courbure (fig. 56). L'affaiblissement durable d'un membre à la suite de la sciatique entraîne également une déviation.

Au point de vue de l'incurvation de la colonne vertébrale

peu importe d'ailleurs la cause du raccourcissement d'un membre ; le fait déterminant est l'inclinaison latérale du

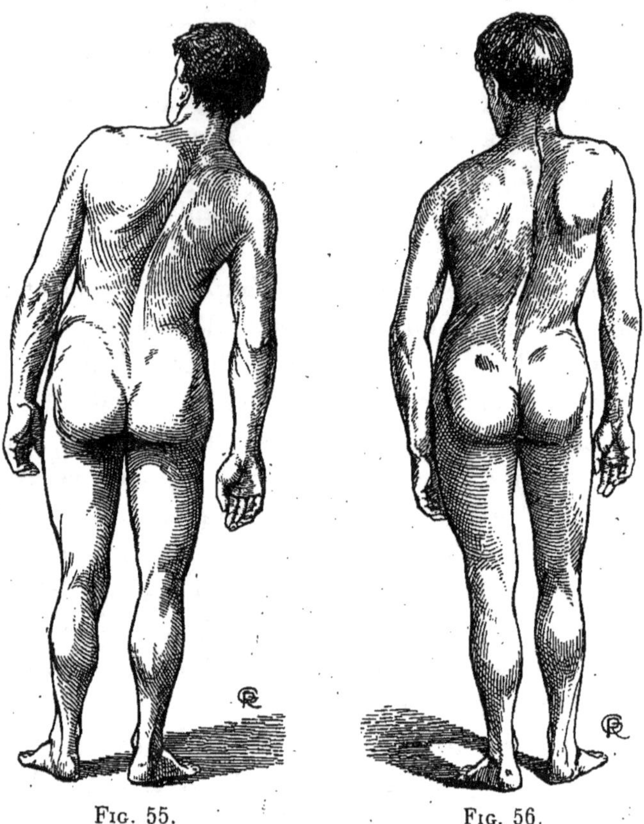

FIG. 55.   FIG. 56.

bassin, partant du sacrum et de la dernière vertèbre lombaire ; de là nécessité de rétablir l'équilibre en reportant le tronc en sens contraire et production de différents types de scolioses que nous étudierons plus loin.

Nous arrivons enfin aux maladies générales qui peuvent aboutir aux déviations de la colonne vertébrale. La seule qui puisse agir directement pour ainsi dire est le *rachitisme*, qui entrave l'ossification régulière, et altère la forme des vertèbres et des côtes. Le rachitisme peut créer la scoliose de toute pièce en créant des vertèbres asymétriques mais il est difficile d'affirmer le fait ; je ne sache pas qu'il ait été démontré, c'est-à-dire que l'on ait vu se dévier un nourrisson qui aurait toujours été couché et porté symétriquement. Théoriquement c'est possible, la déformation vertébrale peut être primitive, spontanée, mais il est très vraisemblable aussi que les attitudes vicieuses agissent tout particulièrement chez les rachitiques qui déforment leurs vertèbres de même qu'ils mettent leurs jambes en arc en marchant et leur palais en ogive en tetant. Le rachitisme fœtal est rendu responsable des scolioses congénitales, qui sont d'ailleurs fort rares, aussi fort graves en général. D'autre part pour les scolioses des adolescents on a incriminé le rachitisme tardif, en assimilant la scoliose au genu valgum. Le rachitisme peut enfin agir indirectement sur la colonne vertébrale par l'intermédiaire d'une déformation des membres inférieurs, mais on trouve aussi parfois chez les rachitiques ces difformités visiblement indépendantes l'une de l'autre, une scoliose lombaire à convexité gauche coïncidant par exemple avec une jambe gauche plus longue.

Le *rhumatisme déformant* de la colonne vertébrale est rare d'une façon générale, exceptionnel chez l'enfant ; il a pour conséquence une ankylose plus ou moins prononcée des articulations vertébrales dans l'attitude de la cyphose, beaucoup plus rarement en déviation latérale ; mais un fait qui s'observe au contraire assez souvent, c'est l'aggravation de la scoliose chez les enfants rhumatisants au moment et à la suite des accès de rhumatisme chronique ou subaigu ; le nombre des sujets rhumatisants parmi les jeunes scoliotiques m'a paru considérable et s'il est exceptionnel de trouver un enfant qui accuse des douleurs dans le dos il est tout à fait commun de l'entendre se plaindre de douleurs vagues dans les membres, dans les muscles, de névralgies intercostales, de toutes ces sensations erratiques des rhumatisants héréditaires.

La paralysie infantile est une cause de scoliose soit par l'intermédiaire de l'atrophie, du raccourcissement et de l'impotence d'un membre inférieur, soit parce qu'il y a de la paralysie des muscles d'un côté du tronc et des membres.

L'hémiplégie infantile (de cause cérébrale) entraîne toujours un certain degré de déviation du rachis et cette scoliose peut être très prononcée.

Chez l'adulte hémiplégique (fig. 57), la concavité de la courbure vertébrale regarde en général le côté malade, il y a une sorte d'enroulement de la moitié saine du corps autour de la moitié atrophiée.

Chez les enfants hémiplégiques, il est intéressant d'observer combien l'attitude générale et la déviation vertébrale dépendent de l'état intellectuel du sujet, de la façon dont il corrige son infirmité, ainsi que le montre l'étude des figures (fig. 58 à 65).

Mentionnons encore la *paralysie pseudohypertrophique* comme cause de la lordose, la *syringomyélie*, la *maladie de Friedreich*, causes de la scoliose, *l'acromégalie*, cause de

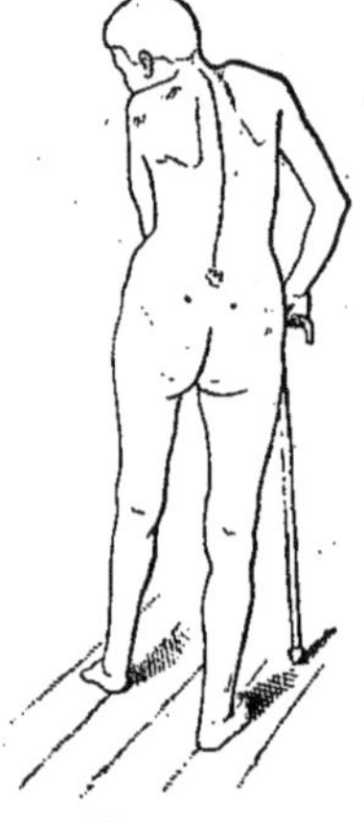

Fig. 57.

la cyphose ; l'*hystérie* enfin peut, par l'intermédiaire de contractures musculaires, produire la scoliose et la cypho-scoliose. On trouvera de belles figures se rapportant à ces différentes maladies dans l'iconographie de la Salpêtrière.

Parmi les nombreuses causes des déviations rachidiennes les unes expliquent suffisamment la production de l'affection — ce sont celles qui déforment directement la colonne ou le thorax ; ce sont aussi celles qui atteignent la longueur des membres inférieurs — tous les individus ainsi déséquilibrés seront forcément déviés peu ou prou, mais là déjà la réaction individuelle est loin d'être toujours la même pour un même raccourcissement ; une différence de 1/2 centimètre d'une jambe à l'autre rendra fortement scoliotique un enfant, tandis qu'un autre résistera à 7 centimètres de raccourcissement et ne se déviera qu'au minimum, contraint et forcé pour ainsi dire (fig. 48).

Mais pour les mauvaises attitudes habituelles, pour le travail de classe, une objection se présente tout naturellement à l'esprit : tous les enfants sont à ce point de vue traités ou plutôt maltraités de la même manière, pourtant ils réagissent différemment et quelques-uns résistent complètement, — tout le monde n'est pas encore scoliotique ! C'est qu'il y a lieu de tenir grand compte de plusieurs *causes prédisposantes de la scoliose.*

En première ligne, l'*hérédité* ; on l'a niée, beaucoup d'auteurs lui assignent un rôle fort secondaire, mais j'ai peine à comprendre, quant à moi, comment on a pu ne pas être frappé par la fréquence énorme des cas de scoliose dans certaines familles — il y a des familles de scoliotiques, de bossus, comme il y a des familles de myopes, de migraineux, etc. Ainsi je connais une famille fort nombreuse où il y a quatre vieilles personnes plus ou moins bossues, la seconde génération est composée de personnes dont un grand nombre ont été soignées par les différentes méthodes qui ont eu cours, les lits orthopédiques, la suspension de Sayre, les corsets orthopédiques — aussi la troisième génération, qui grandit actuellement, est-elle surveillée de près dès la première enfance ; les cyphotiques et les scoliotiques y abondent et dès l'enfance beaucoup de ces déviations s'annoncent graves et nécessitent l'emploi des moyens les plus énergiques.

Dans une autre famille cinq enfants des deux sexes sont tous construits sur le même modèle : la jambe gauche plus courte, scoliose lombaire gauche courte, dorsale droite longue et faible ; chez tous la scoliose est bénigne, ils ont la « hanche droite plus forte ».

Rien n'est commun comme de soigner plusieurs frères et

PLANCHE XIV

CYPHO-SCOLIOSE HÉMIPLÉGIQUE

PLANCHE XIV

Cypho-scoliose hémiplégique.

Fɪɢ. 58. — Garçon de 13 ans. Paralysie et atrophie portant surtout sur le bras droit. Scoliose cervico-dorsale longue et faible à convexité gauche avec chute du tronc à gauche, sans gibbosité ; l'épaule droite est élevée comme chez le phocomélique, figure 44. Cyphose. Intelligence faible, mais sans apathie, l'enfant se raidit pour bien se tenir.

Fɪɢ. 59. — 18 ans. Hémiplégie droite ; la scoliose cervico-dorsale à convexité droite est très faible comme dans le cas précédent, le tronc tombe par contre un peu à droite et la cyphose et le dos rond sont extrêmes. Il s'agit d'un sujet très arriéré et apathique qui se laisse complètement aller.

Fɪɢ. 60. — 12 ans. Hémiplégie gauche avec raccourcissement du membre inférieur et paralysie portant surtout sur le bras. Le raccourcissement est corrigé par l'attitude du pied, l'épaule paralysée est un peu plus élevée et l'attitude générale est bonne, sans scoliose. L'intelligence est suffisante.

Fɪɢ. 61. — 10 ans. Hémiplégie droite. Le membre inférieur droit est notablement raccourci, mais sans atrophie marquée ni contracture, d'où abaissement du bassin ; d'autre part il existe de l'atrophie du membre supérieur droit avec athétose, d'où élévation statique de l'épaule droite. L'enfant, d'intelligence ordinaire, fait une scoliose régulière pour ainsi dire, en arrivant à une attitude correcte par une déviation lombo-dorso-cervicale à convexité droite.

Dans tous ces cas il y a bien des déviations de la colonne vertébrale, mais il n'y a pas ou presque pas de torsion, pas de déformation des côtes, pas de gibbosités.

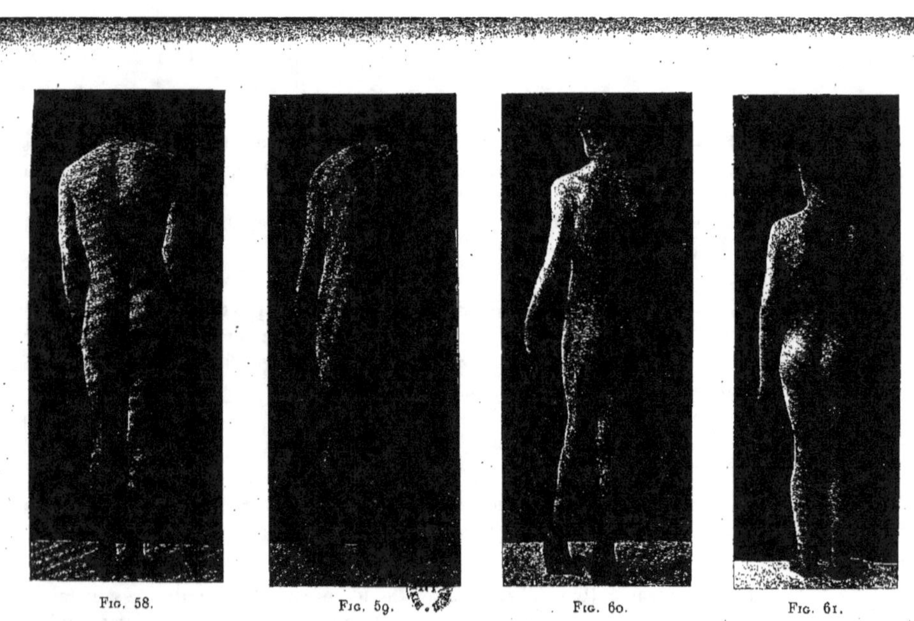

Fig. 58.   Fig. 59.   Fig. 60.   Fig. 61.

PLANCHE XV

PLANCHE XV

Cypho-scoliose hémiplégique.

Fɪɢ. 62. — 17 ans. Hémiplégie gauche. Le membre inférieur est presque normal, le membre supérieur et l'épaule sont paralysés et atrophiés, l'épaule gauche est tombante, le tronc est reporté à droite. Une grande déviation à convexité droite occupe toute la longueur de la colonne vertébrale cervico-dorso-lombaire.

Fɪɢ. 63. — 16 ans 1/2. Hémiplégie droite. Paralysie, atrophie et contracture avec raccourcissement de toute la moitié droite du corps. Enroulement du côté gauche sur le côté plus petit, d'où courbure cervico-dorso-lombaire à convexité gauche et torsion, avec abaissement de l'épaule paralysée et relèvement du bassin ; le raccourcissement du membre inférieur est surcorrigé par l'équinisme.

Fɪɢ. 64. — 18 ans. Hémiplégie droite. L'attitude diffère de celle de la figure précédente par suite de l'allongement apparent du membre inférieur droit ; ce membre étant moins atrophié et le pied étant en équinisme par suite de la contracture, la jambe se trouve trop longue et s'écarte en dehors pour faciliter la marche. Il y a de la torsion et une grande courbure totale à convexité gauche. La tête est rejetée en arrière, ce qui est fréquent.

Fɪɢ. 65. — 12 ans. Hémiplégie droite. Paralysie et atrophie de la hanche, marche à peine possible, chute sur le côté paralysé, mais il n'y a pas de déviation vertébrale.

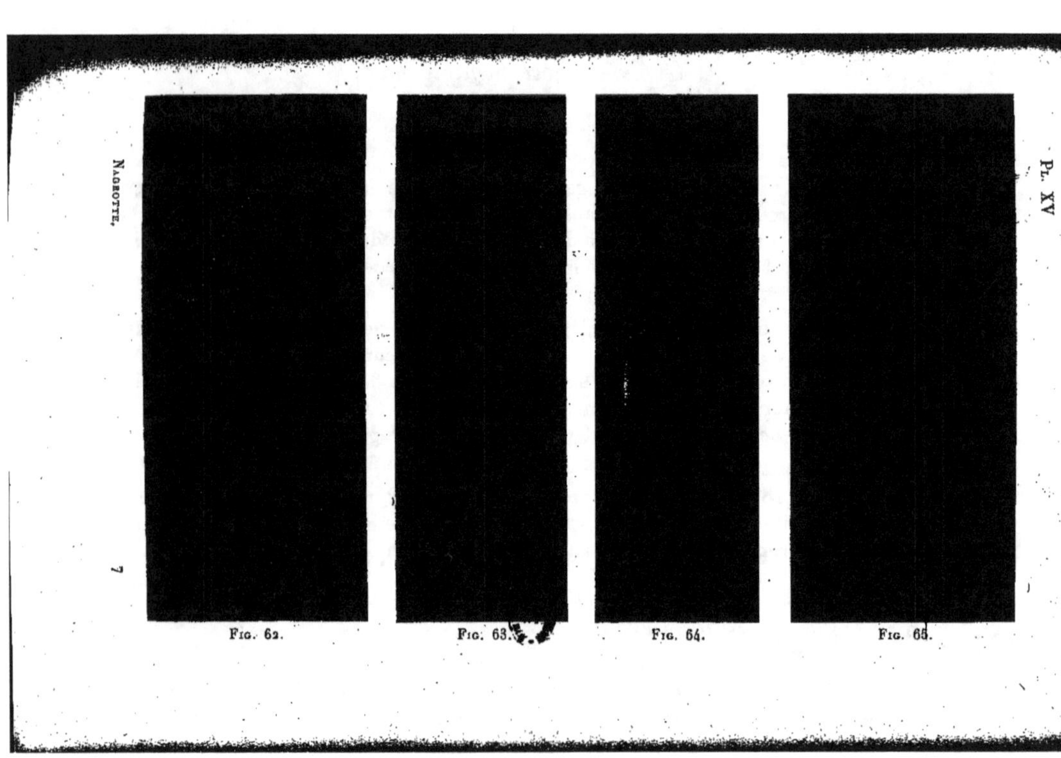

Pl. XV
NAGEOTTE.
7
Fig. 62.
Fig. 63.
Fig. 64.
Fig. 65.

sœurs scoliotiques et cette hérédité collatérale ne va pas sans l'hérédité directe. Lorsque l'on met un peu de soin à interroger les parents d'un scoliotique, après avoir reçu l'affirmation que tout le monde dans la famille est absolument droit, on finit par apprendre que la mère a été dans sa jeunesse porteuse d'un corset ou d'un « confortateur », non pas qu'elle eût été de travers, mais pour l'empêcher de se mal tenir ; ou bien que la mère, qui a une allure superbe et une belle taille a néanmoins une hanche un peu plus forte, défaut corrigé par le corset ; ou bien que le père a une jambe du pantalon plus longue mais qu'il est d'ailleurs droit, bien entendu, ou qu'il a seulement l'habitude de porter une épaule en avant, etc. Ce sont évidemment des scoliotiques et le diagnostic n'est souvent pas douteux même sur la personne habillée ; d'autres fois il s'agit évidemment de déviations fort bénignes, mais l'hérédité ne s'en affirme pas moins ainsi. C'est sur les enfants prédisposés héréditairement que les causes banales agissent si facilement ; ces enfants ont de plus tendance à faire des formes de scolioses graves de bonne heure et l'on risque de laisser s'installer des difformités irréparables en ne tenant pas compte de cet élément de pronostic.

Une *série d'autres causes prédisposantes* agissent en débilitant l'organisme en général : la croissance rapide, l'anémie, les maladies prolongées ; l'effort qu'exige le maintien de la rectitude devient rapidement impossible, l'enfant épuisé s'affaisse et se dévie pour se délasser et dans ces conditions toutes les causes extérieures des déviations deviennent fort puissantes ; à elles seules les causes prédisposantes de cette catégorie ne peuvent conduire à la scoliose ; la croissance d'un enfant hygiéniquement élevé, non surmené, n'est pas forcément une période d'affaiblissement et l'accroissement du squelette n'a pas de raison de se faire asymétriquement, si d'autres causes ne l'y obligent. C'est un lieu commun d'incriminer toujours la croissance et la puberté, tandis que cette période de la vie n'a rien de dangereux chez des enfants

raisonnablement élevés ; elle n'est pernicieuse qu'à cause du
surmenage auquel on astreint les enfants de cet âge ; aussi
les déviations préexistantes à l'âge tant redouté prennent-
elles un développement inquiétant et forcent-elles l'attention,
si elles avaient été négligées jusqu'alors.

L'EXAMEN DES ENFANTS DÉVIÉS

Pour examiner utilement un enfant dévié, il faut le placer, complètement dévêtu, bien en face de la lumière afin de ne pas être troublé par l'inégalité des ombres ; on commencera par se mettre à une certaine distance de l'enfant, ce qui permet de juger de l'attitude dans son ensemble, de l'inclinaison du tronc entier à gauche ou à droite, dont on ne se rend pas compte quand on est trop près du sujet. Il faut commencer par regarder simplement les lignes et les points symétriques du corps sans dicter à l'enfant aucune attitude ; il faut surtout ne pas le toucher et perdre l'habitude déplorable qui fait porter tout de suite et promener tout le long de l'examen, le doigt sur l'épine dorsale, l'enfant gêné, chatouillé, se redresse ou se tortille, ne se tient en tout cas pas naturellement. Cette faute dans l'examen fait méconnaître les scolioses débutantes ; lorsqu'une déformation est faible, peu visible au premier coup d'œil, il n'y a qu'à laisser l'enfant debout quelques instants sans s'en occuper — on verra le tronc d'abord raidi et redressé prendre une attitude plus commode, plus ou moins affaissée, l'attitude habituelle du sujet et les courbures, l'asymétrie iront s'accentuant graduellement ; on verra l'enfant se hancher un peu, avancer le menton et le ventre et dessiner la forme de la déviation vers laquelle il tend en laissant ainsi prévoir l'avenir.

En regardant d'abord l'enfant de dos on suit des yeux la ligne des apophyses épineuses et l'on constate ses inflexions anormales à droite et à gauche ; le niveau des épaules est inégal en général et l'on voit une épaule s'élever par rapport à l'autre de plus en plus à mesure que l'examen se prolonge en fatigant l'enfant. La pointe de l'omoplate de ce côté est naturellement plus élevée, mais on la voit en même temps plus écartée de la ligne médiane que la pointe symétrique, et reportée sur un plan postérieur, faisant une saillie plus considérable en arrière, sans pour cela quitter les côtes, tandis que de l'autre côté la pointe plus basse, plus rapprochée de l'épine est souvent détachée des côtes et l'on passerait le doigt dessous. Quand la différence du niveau des épaules est faible on la contrôle en regardant comparativement le niveau des coudes (fig. 108), des poignets, des bouts des doigts. Il ne faut pas oublier cependant que les épaules peuvent être symétriques, tandis que les autres points de repères ne coïncident pas, car il n'est pas rare de trouver un bras plus court que l'autre. Les bords internes des omoplates au lieu d'être parallèles à la ligne des apophyses sont obliques par rapport à cette ligne tout en restant souvent parallèles entre eux. Les contours latéraux du thorax et les espaces que délimitent les lignes latérales avec la ligne du bras sont intéressants à étudier ; si peu prononcée que soit une scoliose, les triangles brachio-thoraciques sont déjà asymétriques, ils ne commencent pas à la même hauteur, ils n'ont pas la même profondeur, l'un étant raccourci et effacé par la saillie thoracique contre laquelle le bras s'applique, l'autre, celui du côté opposé, diminué par la saillie de la région lombaire. Ces différences deviennent plus frappantes encore lorsqu'on fait tendre les bras le long du corps.

Plus bas il faut noter les contours et les points symétriques du bassin ; les fossettes sacro-iliaques sont à des niveaux différents de même que les crêtes iliaques. Mais il ne faut pas oublier que pour ces dernières il y a le plus souvent une simple erreur d'optique ; la hanche n'est pas réellement plus élevée, elle est plus dégagée, plus saillante au dehors par suite du déjettement de la colonne lombaire et des parties molles du côté opposé; du côté de la convexité lombaire la hanche, masquée, paraît en retrait et abaissée. Ensuite on constate la direction de la rainure interfessière, souvent inclinée à droite ou à gauche et répondant à la direction d'une première déviation sacro-lombaire, mais ce n'est pas toujours le cas. Les plis fessiers ne sont pas au même niveau lorsque les membres inférieurs sont inégaux, celui qui répond au membre le plus court se trouve abaissé. On examinera enfin les membres inférieurs eux-mêmes, qui peuvent offrir des courbures rachitiques, un genu valgum ou quelque autre affection.

Vu par devant le thorax présente une saillie inégale des clavicules, une certaine déviation du sternum, une saillie inégale des côtes ; la chute du tronc par côté, la saillie d'une hanche sont encore plus visibles de face que de dos et l'on croit presque toujours voir une épine iliaque plus haute que l'autre.

Vu de profil l'enfant est étudié au point de vue des courbures antéro-postérieure, de la cyphose, du dos rond, de l'ensellure lombaire, de la saillie et du volume du ventre.

Chemin faisant on aura noté la façon dont l'enfant respire sans attirer là-dessus son attention, — on constatera ainsi la respiration buccale dans un bon nombre de cas qu'on aurait méconnus sans cette petite ruse, car beaucoup d'enfants sont capables de respirer par le nez en y mettant de la bonne volonté, tandis que la respiration redevient buccale aussitôt que l'attention est détournée de l'acte respiratoire.

L'examen simplement visuel ainsi terminé on recherche certains points d'une manière précise. Le doigt suivant les apophyses épineuses du haut en bas, les marquant soit par la friction, soit au crayon, on se rend un compte exact de la forme, de la longueur, du nombre des inflexions que décrit la colonne vertébrale.

Il est assez commun de trouver l'extrémité d'une apophyse épineuse déviée latéralement; parfois on observe une série de ces apophyses déviées les unes à droite, les autres à gauche, si bien que la ligne des apophyses est en zigzag, sans qu'il y ait pour cela scoliose — dans ce cas les côtes sont symétriques et il s'agit visiblement d'une irrégularité des apophyses épineuses seules, la colonne des corps vertébraux restant droite.

En s'aidant d'un fil à plomb placé sur la 7ᵉ vertèbre cervicale on peut mesurer la flèche de chaque courbure latérale, c'est-à-dire la distance du sommet de la courbure à la corde; on constatera en même temps si le fil à plomb passe au milieu de la rainure interfessière pour tomber entre les talons, ou bien si le bassin se trouve dévié dans son ensemble, porté à droite ou à gauche de la ligne médiane: il serait plus utile d'avoir un fil à plomb indépendant, fixé au plafond par exemple, car les frottements au contact du corps induisent facilement en erreur; on peut encore se servir dans ce but de la toise (fig. 66) en plaçant un talon de chaque côté du pied de l'appareil, mais il faut être sûr de l'horizontalité du plancher.

On mesure aussi la distance entre l'épine dorsale et la pointe des omoplates, mais cette distance est assez mobile et ne donne pas d'indication bien utile.

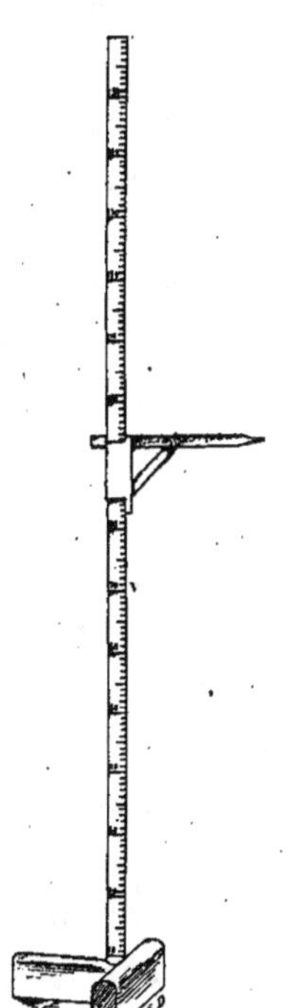

Fig. 66.

La différence de hauteur des points symétriques du corps sera mesurée à l'aide de la *toise* et l'on s'attachera

avant tout à préciser la position des épines iliaques anté-
rieures et supérieures, afin de se rendre compte de la direction du bassin et de voir si la cause de la déviation ne réside pas dans son obliquité quelle qu'en puisse être d'ailleurs
la cause. Le maniement de cet appareil est fort simple : on
le place devant l'enfant, on pose un doigt sur l'épine iliaque
antéro-supérieure et l'on fait glisser l'index de la toise jusqu'à l'amener au contact de l'ongle du doigt — on mesure
ainsi rapidement et sûrement la différence de hauteur des
épines iliaques (ou des fossettes sacro-iliaques) dans la station debout; c'est la seule utile à connaître au point de vue
statique qui nous occupe; dans le décubitus la faible différence causée par un pied plat, par le genu valgum échappent
complètement et rien n'est d'ailleurs difficile à mesurer
comme la longueur des membres sur un individu couché.

Déjà à l'œil, dans la position verticale de l'enfant on a
constaté l'existence des gibbosités : dorsale due à la saillie
des côtes, lombaire et cervicale formées par la saillie des
corps vertébraux et des parties molles soulevées. Les
omoplates masquent en partie la gibbosité dorsale dans
tous les cas; d'autre part, lorsque la scoliose est légère
la gibbosité peut être fort peu sensible à l'œil; on la
constate souvent fort bien en faisant glisser la paume des
mains sur les côtés du tronc en partant de l'épine dorsale.
Mais on la sent et on la voit le mieux en faisant fléchir le
tronc, les bras ballants et en plaçant l'œil dans le plan dorsal médian. Peu penché l'enfant présente la gibbosité dorsale, complètement plié en deux, il offre la gibbosité lombaire du côté opposé (fig. 67, 68, 69). Même à peine ébauchées
elles deviennent nettement apparentes dans cette attitude et
l'on constate notamment l'existence d'une voussure des
côtes lorsque la déviation des apophyses épineuses n'existe
encore presque pas. Pour *mesurer les gibbosités* pour se
rendre compte du degré de la torsion on a proposé bien des
appareils, excellents mais compliqués et encombrants, d'une

application qui ne peut devenir courante, à la portée de tout médecin. Voici un procédé simple, recommandé par B. Roth et qui consiste à mouler sur le tronc horizontalement une lame d'étain et à reporter ensuite le tracé sur une feuille de papier (fig. 70, 71, 72, 73). La lame mesure 5o centimètres de long sur $1^{cm},1/2$ de largeur et un millimètre d'épaisseur et quand l'étain est pur la lame se moule facilement sur le corps. Il faut bien dire pourtant que ce procédé qui paraît si commode et si précis n'est pas aussi facile à appliquer qu'il en a l'air ; l'étain ne s'applique pas bien quand l'enfant remue tant soit peu, il se déforme surtout quand on l'enlève et qu'on le transporte sur le papier et pendant qu'on trace la courbe ; souvent la lame se recourbe sur la hanche et alors elle change beaucoup de forme une fois redressée sur le papier. Mais surtout ce procédé donne des résultats très peu satisfaisants quand la gibbosité est faible à contours encore mobiles ; le tracé ne rend pas facilement alors l'aspect de la voussure, il l'atténue toujours et le procédé perd beaucoup de sa valeur, car l'intérêt pratique des tracés dans les cas de scoliose au 3ᵉ degré, comme dans l'exemple que nous avons pris plus haut, est faible ; ces bosses ne se corrigent pour ainsi dire plus.

Le procédé de Beely-Kirchhoff (fig. 74 à 8o) semble au contraire simple et pratique pour les déviations même légères.

Le Scoliosomètre de Mikulicz (fig. 81) appartient également aux instruments de maniement facile.

Il ne faut pas négliger de mesurer la taille de l'enfant, car son accroissement normal sera un symptôme non négligeable au cours du traitement. C'est une idée fort répandue que la scoliose atteint surtout les sujets très grands, mais comme bien des notions courantes, celle-ci est erronée ; la scoliose et la cyphose sont tellement fréquentes que les enfants de toutes les tailles en sont atteints autant les uns que les autres. Les enfants particulièrement petits n'en sont point exempts ; la plupart de ces petits sujets sont des rachitiques et l'on sait combien la scoliose est fréquente chez eux ; d'au-

PLANCHE XVI

PROCÉDÉ DE MENSURATION DE B. ROTH

PLANCHE XVI

Procédé de mensuration de B. Roth.

Fig. 67. — Fille de 14 ans. Scoliose dorsale droite, lombaire et cervicale gauches. Le père de la fillette est gravement scoliotique ; on s'est aperçu de la difformité de l'enfant à 12 ans et elle était à cette époque à peu près ce qu'elle est sur cette figure.

Fig. 68. — La même ; contour de la gibbosité costale droite dans la région dorsale.

Fig. 69. — La même ; contour de la gibbosité lombaire gauche.

Fig. 70. — L. H..., fille de 17 ans, rachitique. Taille 135 centimètres ; courbure dorsale droite de la 2ᵉ à la 11ᵉ vertèbre — flèche de 2 centimètres à la 7ᵉ ; courbure lombaire gauche — flèche de 1 centimètre à la 2ᵉ ; ensellure lombaire — flèche de 5 centimètres à la 12ᵉ vertèbre dorsale ; omoplate droite à 8 centimètres, omoplate gauche à 4 centimètres 1/2 de l'épine.

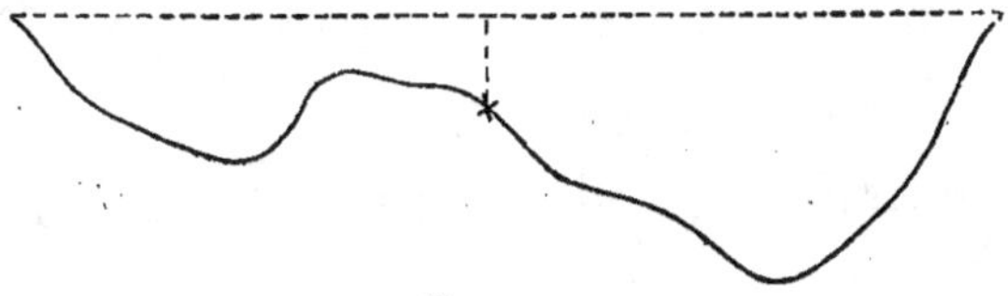

Fig. 71.

L. H..., Tracé pris au niveau de la 7ᵉ dorsale, l'enfant se tenant droite ; ✕, apophyse épineuse ; les extrémités du tracé répondent aux lignes axillaires postérieures.

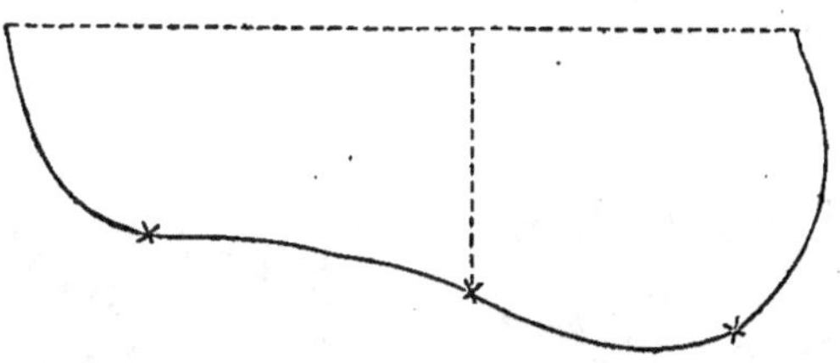

Fig. 72.

L. H..., Tracé au niveau de la 7ᵉ vertèbre dorsale, le tronc étant fléchi ; ✕✕✕, apophyse épineuse et bords internes des omoplates. Gibbosité dorsale droite.

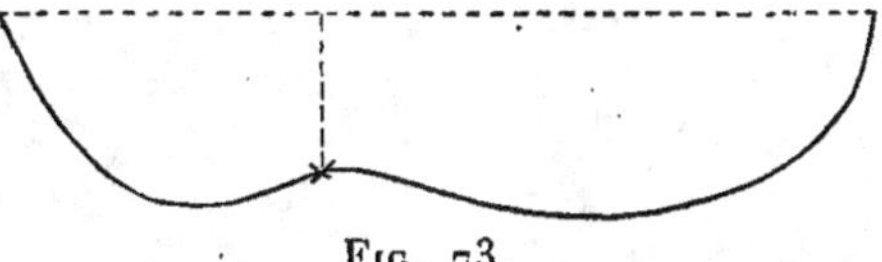

Fig. 73.

L. H..., Tracé au niveau de la 2ᵉ vertèbre lombaire. Gibbosité lombaire gauche.

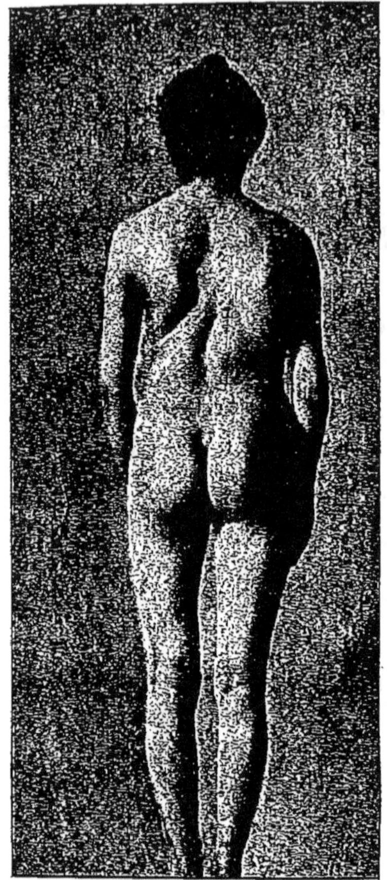

Fig. 70.

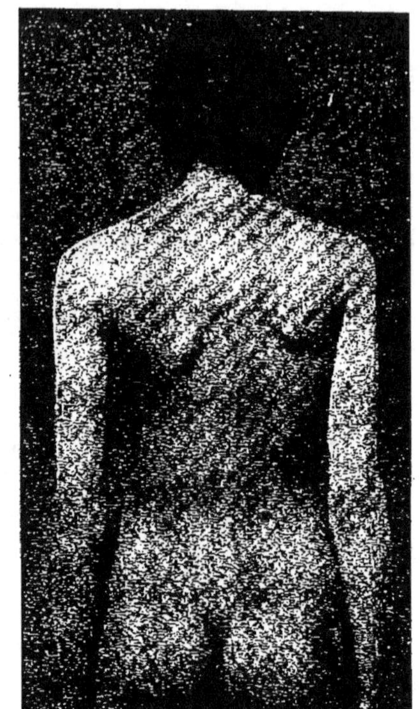

Fig. 67.

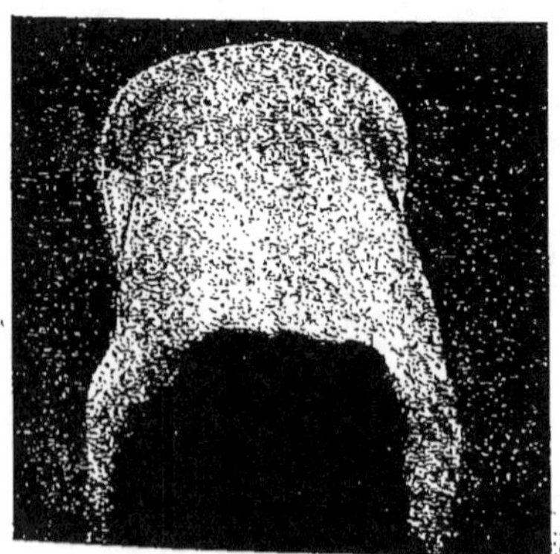

Fig. 69.

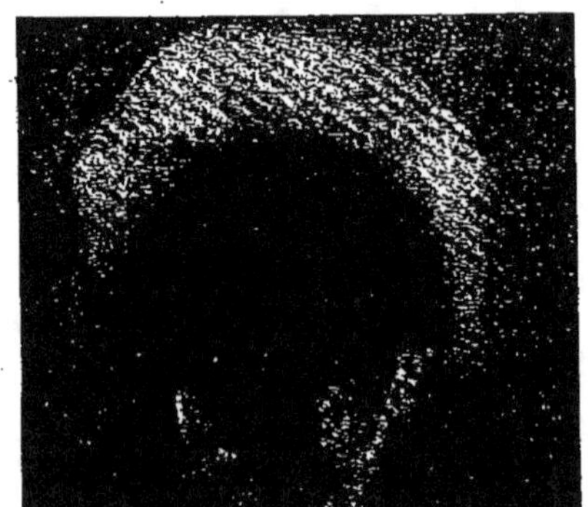

Fig. 68.

PLANCHE XVII

SCOLIOSOMÈTRE DE BEELY-KIRCHHOFF

PLANCHE XVII

Scoliosomètre de Beely-Kirchhoff.

L'appareil consiste en un collier auquel est attaché un ruban métrique transformé en fil à plomb par un petit poids qui se fixe à hauteur voulue. Une pièce métallique pliée à angle droit sert de poulie de renvoi (fig. 80) ; enfin une courte règle et un timbre humide reproduisant les graphiques complètent le matériel très simple.

La comparaison des figures 74, 76, 78 et des graphiques sous-jacents qui leur correspondent montre la manière de noter les courbures latérales et antéro-postérieures de la colonne vertébrale.

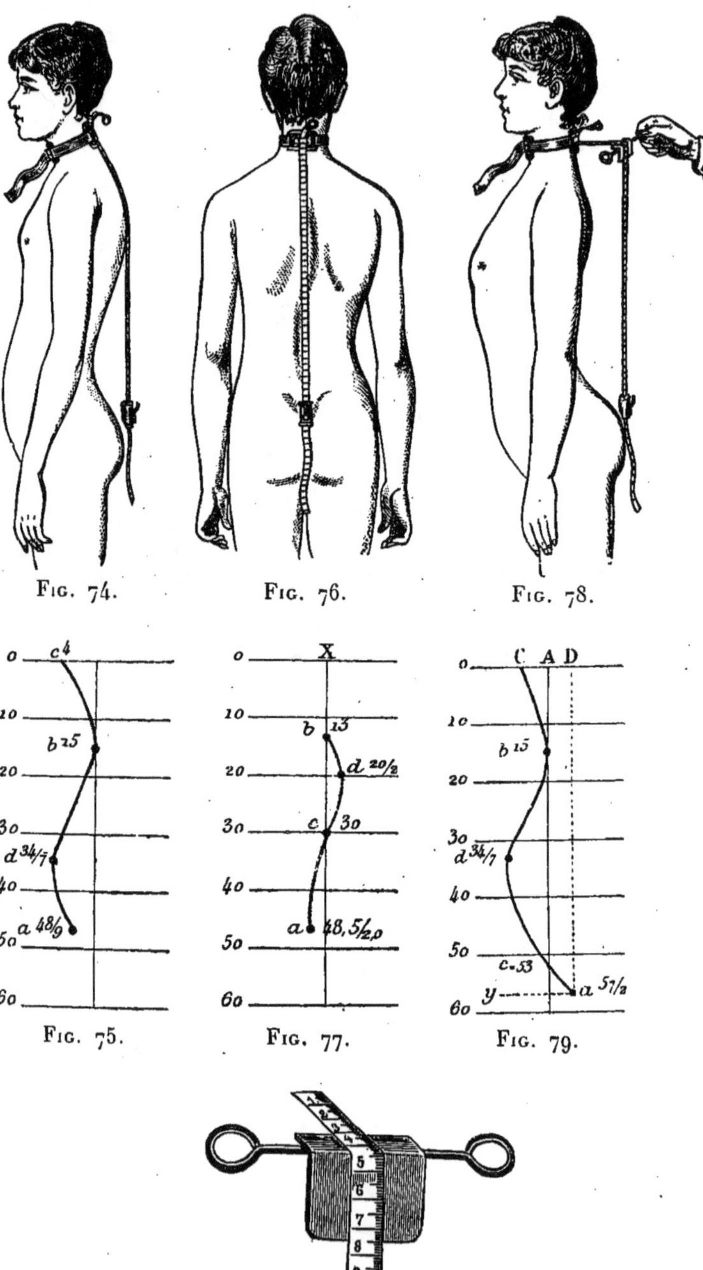

Fig. 74.

Fig. 76.

Fig. 78.

Fig. 75.

Fig. 77.

Fig. 79.

Fig. 80.

Nageotte.

tres sont minces et chétifs, mais bien proportionnés dans leurs dimensions exiguës— leur faiblesse les prédispose aux déviations de la taille quand ils commencent à travailler; enfin j'ai rencontré plusieurs fois des petits cyphoscoliotiques qui offraient nettement le type atténué de l'achondroplasie — des membres très courts réunis par des articulations de volume relativement considérable, le tronc et la tête volumineux, si bien que le tronc et les membres paraissent appartenir à deux individus d'âge différent.

On mesurera enfin l'*amplitude respiratoire* du sujet; pour le faire nous plaçons d'abord le ruban métrique dans le plan axillaire, puis à la hauteur de l'appendice xiphoïde sans faire

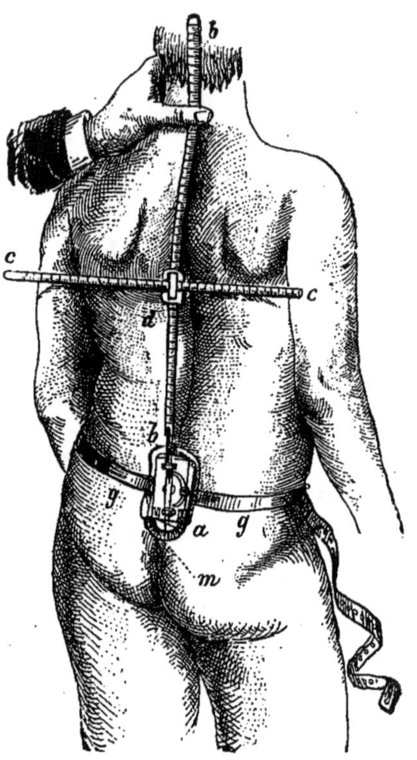

Fig. 81.

aucune recommandation à l'enfant, afin de nous rendre compte de sa respiration habituelle non voulue — on sera le plus souvent frappé de l'insignifiance de l'excursion costale, car il est très commun de ne trouver qu'un quart à un demi-centimètre d'écart entre l'inspiration et l'expiration; très souvent la respiration diaphragmatique est plus ample que la respiration thoracique supérieure. Ceci fait, on reprend les mesures en engageant l'enfant à faire suivre une inspiration profonde d'une expiration très complète; on mesure ainsi facilement l'ampliation respiratoire maximale et l'on a en même temps le périmètre thoracique; la plupart des enfants ont dans ces conditions de 2 à 3 centimètres d'excursion, et ce chiffre varie assez peu avec l'âge; au bout d'un certain temps d'exercices respiratoires, l'amplitude respiratoire atteint de 4 à 6 centimètres chez un enfant de 10 à 12 ans. Les cyphotiques ont leur amplitude respiratoire particulièrement diminuée.

Toutes les mensurations dont je viens de parler renseignent sur la marche de l'affection quand elles sont reprises de temps en temps au cours du traitement; on constate ainsi le développement thoracique rapide chez les scoliotiques que l'on vient de débarrasser des végétations adénoïdes; on voit encore un enfant très dévié gagner plusieurs centimètres de taille par le seul fait du redressement dans un appareil plâtré inamovible ou bien au contraire on s'assure qu'un enfant dont la scoliose s'aggrave rapidement ne grandit que peu ou pas du tout.

Mais de tous les moyens de noter l'état et l'évolution d'une scoliose aucun ne vaut la photographie; c'est le moyen le plus fidèle, le plus impartial pour fixer l'aspect d'un corps, aussi bien des déviations que des gibbosités, des scolioses que des cyphoses. C'est le meilleur moyen de constater l'amélioration que l'on obtient ou l'aggravation; tandis que les courbures décrites par les apophyses peuvent diminuer pendant que les gibbosités augmentent, que l'écart des omoplates peut diminuer et les épaules se remettre de niveau en même temps que la difformité s'aggrave, la photographie nous montrera l'aspect général du corps qui seul importe. C'est aussi, lorsqu'il s'agit d'un nombre considérable d'enfants, le moyen le plus rapide et le plus pratique de prendre et de suivre leurs observations.

La photographie avec interposition d'un quadrillage (Œhler, in traité de Hoffa) rend également des services.

On termine enfin l'examen de l'enfant en recherchant la

mobilité de la colonne vertébrale, la malléabilité des côtes, le degré de correction possible. On fait d'abord redresser l'enfant afin de voir quelle est la correction spontanée dont il est capable; souvent, plus il essaye de se redresser, plus il se met de travers, car la notion de la position symétrique des membres et du tronc est toujours troublée et parfois à peu près perdue; puis on essaye de renverser les courbures en les fléchissant en sens contraire par l'inclinaison du tronc, par l'élévation d'un bras, le hanchement, le siège oblique, la suspension sous les aisselles et par la tête. Enfin, on juge de la réductibilité de la gibbosité en exerçant des pressions à l'aide des mains, ou en couchant l'enfant en travers d'un genou ou sur le dos d'un fauteuil, ou bien on se sert des divers appareils si l'on se trouve dans une salle de gymnastique.

Lorsqu'il s'agit de la cyphose, de la lordose, du dos rond, on fera coucher l'enfant sur un plan horizontal afin de voir jusqu'à quel point les courbures sont capables de s'effacer dans le décubitus; on fera exécuter des mouvements de flexion, d'hyperextension et de rotation du thorax, on essayera de rapprocher les coudes derrière le dos, on fera dresser l'enfant contre le mur. On se rendra enfin compte au cours de l'examen de l'état des forces de l'enfant.

La douleur provoquée par la pression sur les vertèbres ou par les mouvements est absolument exceptionnelle, si bien qu'il faut, quand elle existe, rechercher soigneusement s'il ne s'agit pas d'une forme assez rare de mal de Pott à déviation latérale. Quant à la douleur spontanée, à la rachialgie que quelques auteurs décrivent comme un symptôme fréquent, j'ai vainement questionné les enfants dont la déformation était grave et en voie d'accroissement rapide pour trouver un cas de scoliose douloureuse; les enfants qui se plaignent d'éprouver quelques douleurs dans le dos sont presque uniquement des adolescentes grandes et minces, atteintes de cyphose et de lordose et obligées de rester assises toute la journée; elles éprouvent plutôt de la courbature et de la fatigue que de la douleur.

Chez les scoliotiques adultes, surtout chez les rhumatisants, on observe en général à la suite de fatigues des douleurs rachidiennes qui annoncent ou accompagnent une aggravation de la déviation.

Si la rachialgie est rare, par contre la névralgie intercostale est commune du côté de la concavité d'une déviation grave lorsque les côtes rapprochées compriment mécaniquement les nerfs intercostaux.

Chez les scoliotiques dont un membre inférieur est plus court on trouve parfois de la sensibilité à la pression des muscles lombaires du côté de la convexité lombaire et il est facile de constater qu'il existe un certain degré de contracture musculaire, qui cède au massage et surtout à l'emploi d'un hausse-pied correctif du raccourcissement; le fait se voit surtout chez les scoliotiques déjà grands ou adultes qui font des efforts pour se tenir très droits, sans se douter d'ailleurs du défaut de longueur d'un membre.

FORMES DES DÉVIATIONS

Voici une série de photographies qui représentent les formes multiples de la cyphose, du dos rond, de la lordose et des différentes variétés de la scoliose, qui toutes se combinent souvent les unes avec les autres à des degrés plus ou moins prononcés ; les formes pures sont beaucoup plus rares.

La *cyphose* est l'exagération de la courbure physiologique à convexité postérieure que présente la colonne dorsale ; il est rare de la voir chez l'enfant limitée exactement à la région dorsale, ainsi que cela se voit assez souvent chez l'adulte, chez les femmes fatiguées, chez les nourrices. La cyphose peut occuper les régions dorsale et cervicale en totalité — c'est encore une forme exceptionnelle chez l'enfant qui la présente dans quelques cas de rhumatisme. Ordinairement la cyphose est cervico-dorsale partielle, impliquant les dernières vertèbres cervicales seules et la plus grande partie ou seulement la partie supérieure de la région dorsale ; cette forme de cyphose courte est typique pour les adolescents, c'est la cyphose scolaire par excellence (fig. 81, 83, 84, 85) ; elle est loin d'être rare chez les jeunes enfants, mais elle s'associe chez eux presque toujours à la lordose qui domine. La cyphose peut s'étendre à la région lombaire et l'on se trouve alors en présence d'une cyphose totale. C'est l'attitude ordinaire des enfants assis, c'est aussi parfois une déviation stable et même fort rebelle au traitement,

car dans ces cas la mobilité est en général très limitée (fig. 84).
La cyphose totale est encore la forme observée communément chez les petits rachitiques assis, et même couchés ;
les apophyses épineuses sont tellement saillantes que les
parents craignent la constitution d'une bosse ; il suffit d'étendre
l'enfant à plat ventre et de soulever les membres inférieurs
pour constater l'absence de toute raideur, mais il est évident
qu'une cyphose totale ou lombaire peut ainsi se former et
persister. Chez quelques sujets les apophyses épineuses forment une saillie considérable à la région lombaire, saillie qui
simule la cyphose et qui inspire des craintes aux parents,
mais dans ces cas il n'y a point de courbures de compensation, la motilité est parfaite et l'attitude correcte. Cette conformation des apophyses peut coïncider d'ailleurs avec une
déviation. Les apophyses cervicales présentent parfois
également un développement considérable et fort disgracieux
portant sur les 6ᵉ et 7° cervicales et la première dorsale ;
cette conformation a été décrite chez l'adulte par le Dʳ P. Ri-
cher mais elle se rencontre également parfois chez les
adolescents des deux sexes.

Le *dos rond* est le plus souvent associé à la cyphose ; je
ne l'ai pas rencontré isolé, tandis que la cyphose peut
exister sans dos rond. Il y a dans ces cas une forte convexité
du dos dans le sens transversal, le dos est étroit et globu-
leux, les omoplates forment des plans inclinés en dehors,
et le moignon de l'épaule est fortement porté en avant, si bien
que sur une vue de profil il masque la poitrine qui se trouve
dans un creux (fig. 82, 83, 84). Chez les enfants ainsi faits, il
est impossible de faire joindre les coudes derrière le dos et
il n'est pas rare de ne pouvoir les rapprocher au delà du parallélisme des bras ; étendu par terre l'enfant ne peut y appliquer ses bras allongés et élevés jusqu'au contact de la
tête. Cette attitude ne présente aucune difficulté pour l'enfant
normal ; lorsqu'au contraire on essaye d'appliquer ainsi par
terre les bras d'un cyphotique, surtout atteint de dos rond, on

PLANCHE XVIII

CYPHOSE

PLANCHE XVIII

Cyphose.

Fig. 82. — *Cyphose cervico-dorsale courte* avec lordose énorme. Garçon de
15 ans, très vigoureux, photographié dans la meilleure attitude qu'il soit capable de
prendre ; les muscles du cou se tendent comme des cordes lorsque le sujet redresse
la tête, dont l'attitude habituelle est celle de la figure 82. L'épigastre et l'abdomen
présentent un profil parallèle à celui de l'ensellure dorso-lombaire ce qui fait paraître
énorme un ventre normal en soi. Les courbures sont à peu près irréductibles et le
dos rond tel que les épaules débordent de beaucoup la poitrine. C'est une forme
très commune chez les écoliers vigoureux et très rebelle au traitement. Elle coexiste
dans ce cas avec une légère scoliose gauche totale, causée par le raccourcissement du membre inférieur gauche, et corrigée par une semelle,

Fig. 83. — *Cyphose cervico-dorsale allongée avec lordose légère.* Fille de 14 ans
1/2, appartenant à une famille de cyphotiques ; elle-même a le dos voûté et rond
depuis l'enfance et sa raideur a toujours été remarquée ; la cyphose est à peine
redressée par l'échelle, les coudes ne s'étendent pas au delà de l'angle droit au poteau. Il existe une scoliose insignifiante. La respiration habituelle est imperceptible
au thorax, très faible à l'abdomen. La respiration forcée donne les chiffres suivants :
ra 73-76 ; *rxy* 64-67 1/2.

Fig. 84. — *Cyphose cervico-dorsale totale*, à rayon court dans la région supérieure, à grand rayon dans la région dorso-lombaire, dos rond ; la tête est portée en
avant si bien que le cou forme un angle droit avec le thorax et c'est la meilleure
attitude possible du sujet. Il n'y a pas d'ensellure lombaire. Redressement volontaire
impossible, redressement manuel et aux appareils faible. L'enfant est atteinte de
végétations adénoïdes énormes que l'on ne consent pas à soigner. Au bout de quelques semaines la cyphose s'assouplit et trois mois plus tard le changement d'attitude est déjà considérable.

Scoliose gauche concomitante provoquée par le hancher habituel. T. 140,
ra 65-68 ; *rxy* 60-63.

Fig. 85. — *Cyphose cervico-dorso-lombaire totale*, à grand rayon, absence totale
de la concavité lombaire normale, chute du tronc en arrière ; l'instabilité de
l'attitude est remarquable, si bien que l'enfant fait continuellement des pas en
arrière. Cette particularité existe chez deux autres personnes de la même famille.
La raideur de cette enfant dépasse de beaucoup celle des précédentes autant dans la
flexion que dans l'extension ; la faiblesse musculaire est en même temps désolante,
de sorte que l'action des exercices ne se manifeste que fort lentement. Au bout de
18 mois on obtient une attitude a peu près naturelle et une certaine souplesse dans
les mouvements. A 15 ans, T. 155 1/2 : *r. a* 70-72 1/2 ; *r. xy* 61-63 ; l'amplitude
respiratoire ne fait aucun progrès, malgré tous les efforts et la respiration habituelle reste imperceptible à l'œil ; on la perçoit peu en appliquant la main sur le
thorax. Il existe en plus une légère scoliose totale droite par raccourcissement du
membre inférieur. (Voir fig. 52-53.)

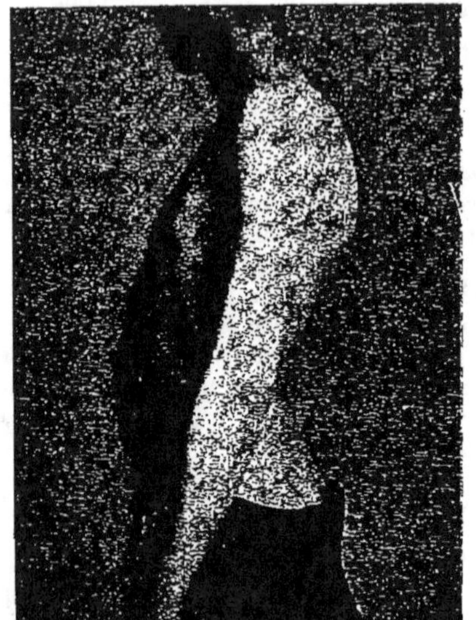

Fig. 82.

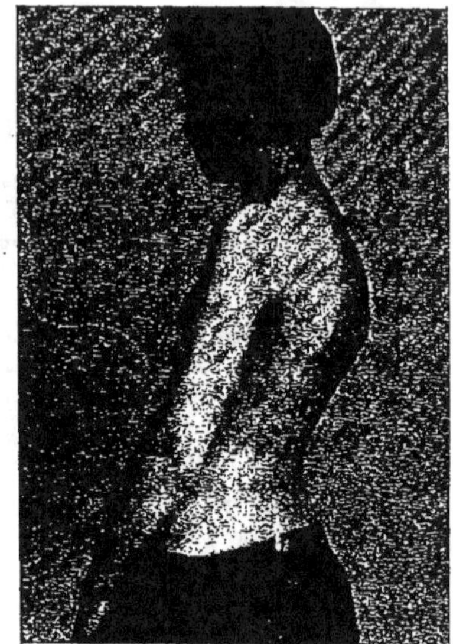

Fig. 83.

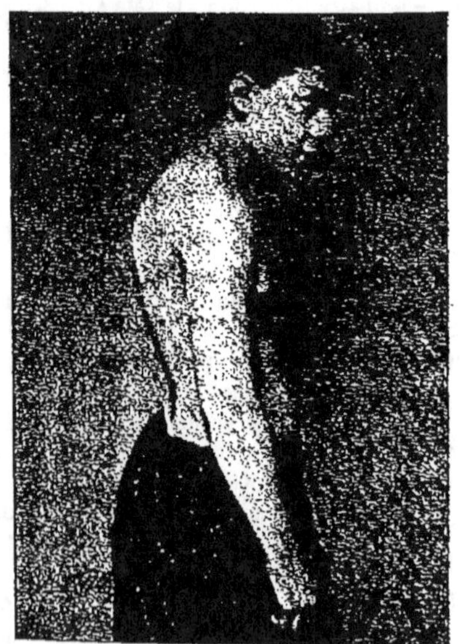

Fig. 84.

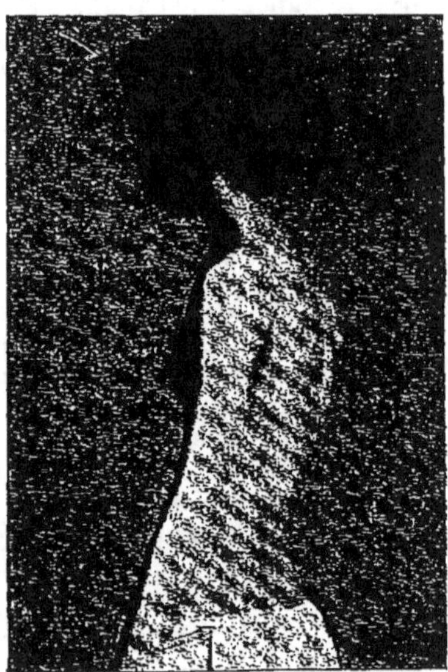

Fig. 85.

provoque une douleur très vive dans les épaules et l'enfant se cambre absolument comme quand on essaye d'étendre la cuisse d'un coxalgique ; il est encore plus difficile à ces enfants de se redresser contre un mur — ils ne peuvent absolument pas y appliquer simultanément le dos et les bras élevés. Le degré de mobilité des cyphoses est très variable ; si dans certains cas l'enfant peut se redresser presque complètement par un effort musculaire plus ou moins énergique, dans d'autres cela lui est tout à fait impossible et l'on n'y arrive pas en déployant une force manuelle considérable ; l'enfant même suspendu sur la traverse dorsale ne se redresse qu'incomplètement.

La *lordose*, exagération de la courbure physiologique à concavité postérieure, siège à la région lombaire, mais elle peut s'étendre plus ou moins haut dans la région dorsale. Dès le jeune âge elle s'associe à un certain degré de cyphose de compensation ; c'est encore bien plus le cas chez les enfants de 10 à 14 ans. Mais plus tard les jeunes filles redressent la tête et rentrent le ventre en puisant dans la coquetterie l'énergie nécessaire à ce résultat ; elles n'y arrivent qu'en exagérant encore la lordose, en renversant fortement le bassin (fig. 86, 87, 88, 89, 90, 91). C'est ainsi que chez les femmes adultes on voit fréquemment la lordose isolée, sans trace de cyphose, la « taille cambrée », extrêmement peu flexible dans bon nombre de cas.

La lordose des enfants à gros ventre est très précoce (fig. 92, 93, 94, 95), elle s'installe dès que l'enfant commence à marcher et ne diminue que lorsque les muscles abdominaux prennent suffisamment de forces ; car cette lordose des enfants ventrus est certainement à rapprocher de la lordose par paralysie des muscles fléchisseurs du tronc. La lordose paralytique peut en effet tenir soit à la paralysie des extenseurs, soit à celle des fléchisseurs du tronc. (Duchenne de Boulogne, *Physiol. des mouv.*, fig. 98 et 99). Lorsque les muscles du dos sont parésiés ou paralysés, le tronc aurait tendance à tomber en avant si le sujet ne le rejettait en arrière dans son ensemble si bien qu'il pend en quelque sorte en arrière en tendant les muscles et les parties molles de l'abdomen, le psoas iliaque, les muscles des cuisses ; les épaules et le centre de gravité tombent en arrière du sacrum, la saillie du bassin est effacée. Au contraire lorsque les muscles fléchisseurs sont affaiblis, le tronc est menacé d'une chute en arrière — le bassin est alors basculé en quelque sorte, relevé en arrière par la masse sacro-lombaire, tandis que rien ne le soutient en avant ; les vertèbres lombaires deviennent presque horizontales dans la partie inférieure, tandis que le haut du tronc est rejeté en arrière et forme ainsi une courbure à concavité postérieure, une lordose étendue, si bien que le centre de gravité tombe en avant du sacrum.

C'est toujours sous cette dernière forme que se présente la lordose des enfants à gros ventre et une bonne partie des lordoses des jeunes filles. Cliniquement il est d'ailleurs facile de s'assurer que les enfants ainsi conformés n'arrivent absolument pas, dans le décubitus, à lever leurs jambes jointes et tendues, ni à s'asseoir sans s'aider des bras, tandis qu'ils se tiennent fort bien dans la position de la figure 156, mais en se cambrant énormément. Par contre la lordose compensatrice de la cyphose rappelle les caractères de la lordose par parésie des muscles du dos ; il n'y a pas de croupe saillante, il y a une chute totale du tronc en arrière ; il s'agit presque toujours, dans ces cas, de cypho-scoliotiques et si les mouvements des jambes et du tronc ci-dessus mentionnés leur sont possibles, ils n'arrivent pas à exécuter ceux qui mettent en jeu les extenseurs du tronc.

Les **scolioses** ou déviations latérales de la colonne vertébrale présentent soit une seule courbure, soit plusieurs dirigées en sens contraire.

Scoliose totale. Les scolioses légères, au début, sont souvent à courbure unique, plus ou moins étendue, dites totales

PLANCHE XIX

LORDOSE. — DEGRÉ DE MOBILITÉ DE LA COLONNE LOMBAIRE

PLANCHE XIX

Lordose. — Degré de mobilité de la colonne lombaire.

Fig. 86. — Fille de 16 ans (Voir aussi fig. 180 à 183), lordose ancienne et rebelle, très peu mobile : elle ne s'affaisse ni dans la station assise, ni dans le décubitus dorsal.

Fig. 87. — La même dans la flexion extrême du tronc ; la région lombaire est incapable de devenir convexe, elle conserve même dans cette attitude une légère concavité ; ceci est pathologique, car à l'état normal, même chez l'adulte, la région lombaire peut devenir convexe et le devient très généralement dans la station assise affaissée.

Fig. 88. — Fille de 15 ans, d'une famille de cypho-scoliotiques. Scoliose dorsale droite grave, sans courbure lombaire, datant de l'enfance. Il n'y a pas de lordose exagérée, mais la mobilité est très limitée dans toutes les directions. Au maximum de flexion du tronc toutes les régions cèdent également peu. La scoliose était déjà nettement prononcée lorsqu'on s'en est aperçu à 10 ans ; pendant deux ans on fait porter un corset orthopédique qui n'empêche pas la déformation de faire des progrès rapides ; à 12 ans, en présence d'une scoliose au 3e degré, on a recours aux exercices et après six semaines de mobilisation on applique sous chloroforme un corset inamovible qui est gardé six semaines. Un second est appliqué sans anesthésie et gardé trois mois ; au sortir du corset l'enfant est trouvée grandie et notablement redressée mais l'amplitude respiratoire a beaucoup souffert.

Avant le corset. T. 135 1/2 ; *r.a.* 60-67 ;   *r.xy.* 55-57.

Au sortir du corset, T. 138 ;   *r.a.* 61-64 ;   *r.xy.* 51-54.

Actuellement, à 15 ans. T. 149 1/2 ; *r.a.* 66 1/2-70 ; *r.xy.* 57-60,
la poitrine est bien développée, la santé générale est tout à fait satisfaisante et les résultats acquis se sont maintenus, c'est-à-dire que l'enfant habillée ne paraît nullement bossue, les épaules étant au même niveau et la gibbosité cylindrique sans chute du tronc ; elle porte toujours un corset orthopédique amovible, dégageant la poitrine et continue à faire des exercices régulièrement.

Fig. 89. — Fille de 14 ans. Scoliose au 2e degré, droite dorsale, gauche lombaire. Ensellure lombaire assez prononcée, mais mobile ; aussi voit-on dans la flexion, si ce n'est la convexité d'une colonne vertébrale normale, du moins une courbure légère lombo-dorso-cervicale, avec maximum dans la région lombaire.

Fig. 90. — Fille de 12 ans, légèrement scoliotique, souple, sans cyphose ni lordose ; le dos fléchi forme une courbe régulière, à rayon plus court dont le sommet est au niveau de la région lombo-dorsale.

Fig. 91. — Fille de 8 ans, chétive et légèrement cyphotique, sans raideur, absolument mobile. Le tronc fléchi décrit une courbe régulière à rayon plus court encore dont le sommet est au niveau de la région lombaire.

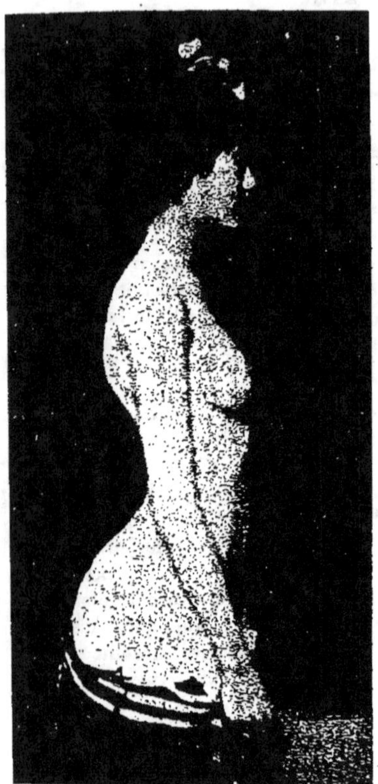

Fig. 86.

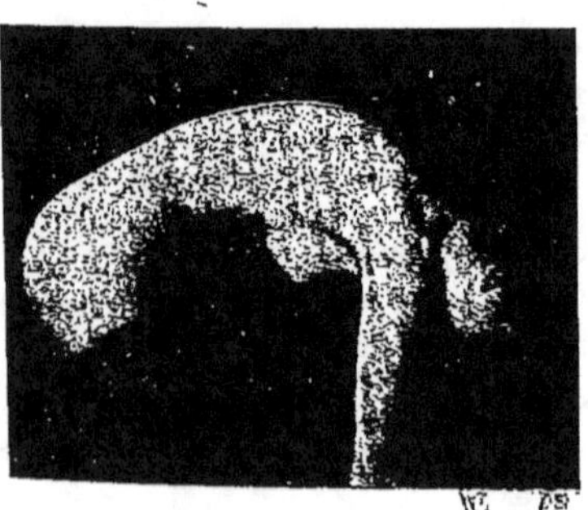

Fig. 87.

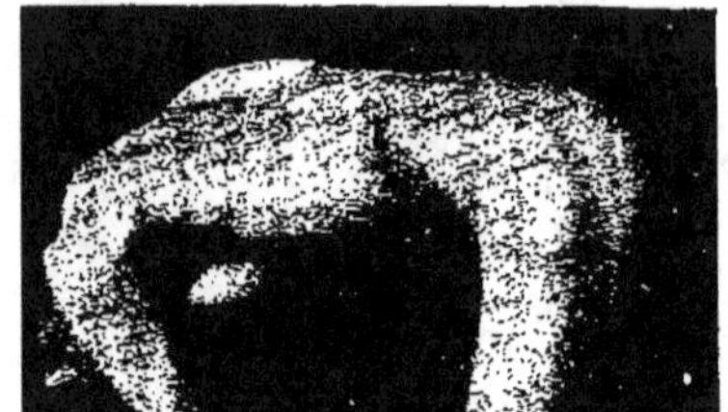

Fig. 88.

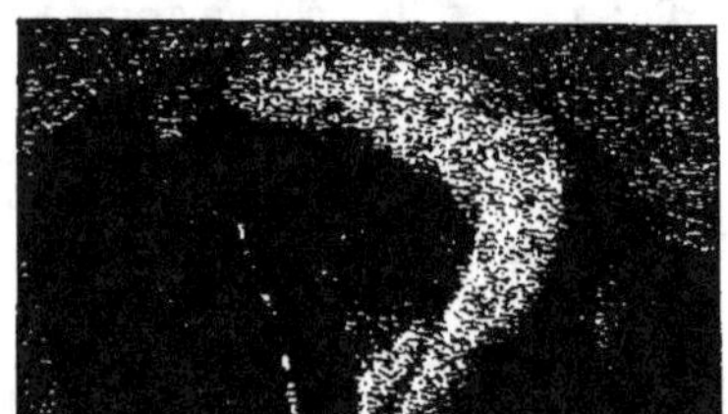

Fig. 89.

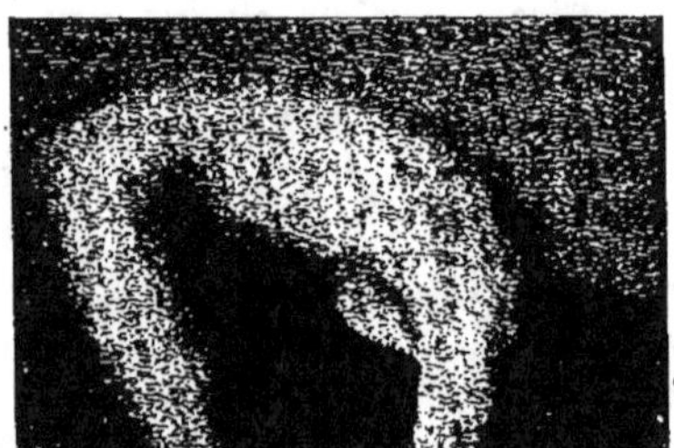

Fig. 90.

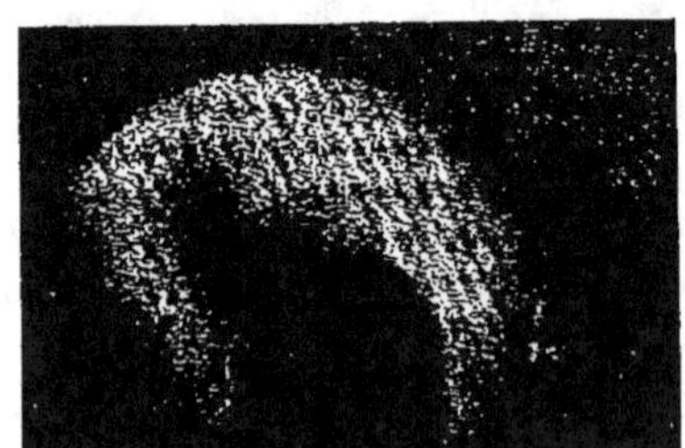

Fig. 91.

Nageotte.

PLANCHE XX

LORDOSE

PLANCHE XX

Lordose.

Fig. 92. — Fille de 5 ans ; lordose très mobile dorso-lombaire datant de l'époque où l'enfant a commencé à marcher ; l'enfant a toujours eu un très gros ventre à la suite de troubles digestifs ; elle n'est pas rachitique. Incapable de lever les jambes jointes, ce que les petits font sans difficulté généralement, ni de s'asseoir sans s'aider des bras tout en étant suffisamment forte. Les exercices appropriés, quoique assez mal faits, joints au massage du ventre, ont donné une amélioration visible de l'attitude au bout de quelques mois.

Fig. 93. — Garçon de 8 ans ; lordose très courte, lombaire pure, on pourrait dire lombo-sacrée, avec cyphose dorsale à grand rayon, les deux courbures étant mobiles ; l'enfant très vigoureux, non rachitique, a également un très gros ventre qui date de la première enfance. Sous l'influence des exercices le redressement est obtenu en quelques mois et l'attitude se maintient très bonne dans l'avenir grâce sans doute aux jeux en plein air auxquels l'enfant est adonné. Comme la fillette ci-dessus le garçon n'arrivait pas au début à lever les jambes étendues et jointes.

Fig. 94. — Fille de 10 ans, lordose dorso-lombaire énorme, absolument mobile et transformée en convexité par la flexion ; cyphose cervico-dorsale et, ce qui est rare, cervicale à rayon court ; il y a de plus une scoliose droite à marche grave que l'on est forcé de traiter par les corsets de Sayre joints aux exercices de redressement, car les antécédents héréditaires de l'enfant sont à ce point de vue fort inquiétants. La lordose n'est nullement corrigée par ces corsets jusqu'au jour où l'on en confectionne un dans la station assise, qui fait enfin rentrer le ventre dans le rang.

Fig. 95. — Fille de 13 ans à comparer aux enfants précédents. Son attitude sur cette figure est absolument naturelle et peut servir de terme de comparaison quant à la région dorso-lombaire. Grande et forte enfant atteinte d'une très légère scoliose droite et d'une légère cyphose cervico-dorsale. Il est assez curieux de constater qu'il s'agit d'une enfant opérée de végétations adénoïdes à 12 ans, et qui conserve encore une respiration presque exclusivement buccale. T. 148 1/2 ; *r. a.* 68-73 ; *r. ax.* 63-68.

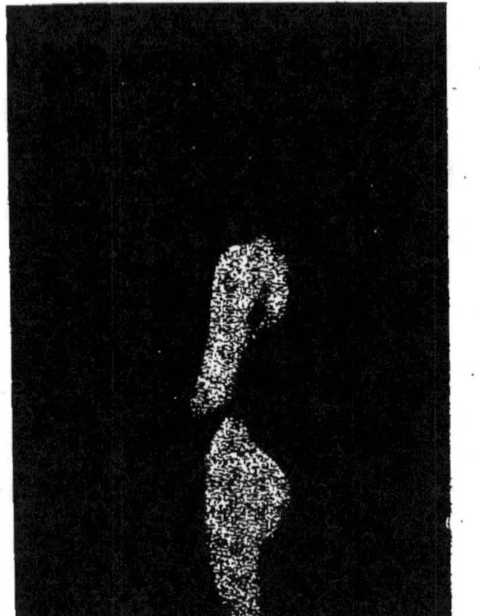

Fig. 92.

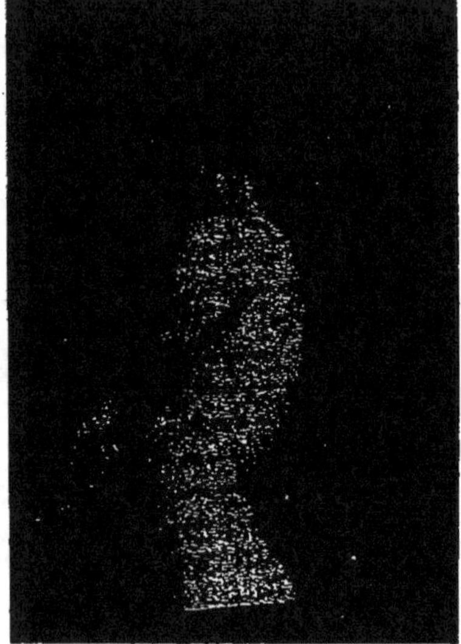

Fig. 93.

Fig. 94.

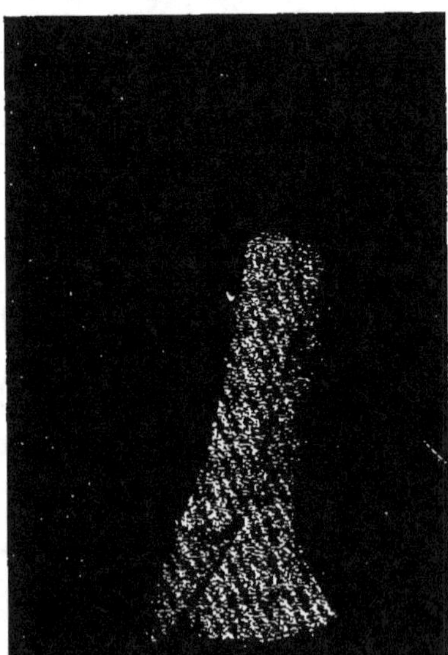

Fig. 95.

lorsqu'elles occupent les régions lombaire et dorsale dans toute la hauteur (fig. 65) ; cette courbure totale est beaucoup plus souvent à convexité gauche que droite et se lie souvent à un raccourcissement du membre inférieur gauche. Exceptionnellement elle est la conséquence d'un raccourcissement inférieur droit, ainsi que le montre la figure 96. Toute la hauteur de la colonne n'est pourtant pas communément comprise dans la courbure, laquelle reste lombo-dorsale plus ou moins longue (fig. 96, 97, 98, 99). La hanche du côté de là convexité lombaire est masquée, la hanche droite saillante ; le tronc dans son ensemble penche à gauche ; l'épaule gauche est plus élevée, mais il ne faut pas ériger ce fait en loi — il n'est pas rare de voir s'élever l'épaule qui répond à la concavité de la courbure, ce qui annonce en général une tendance à la formation d'une courbure de compensation à convexité droite. En examinant l'enfant fléchi on constatera toujours, dans les cas de scoliose à peine ébauchée, une voussure costale et lombaire plus considérable du côté convexe. Parfois on est frappé surtout par l'asymétrie des omoplates, la déviation étant faible ; dans ces cas la *torsion* est prononcée et le pronostic plus sérieux (fig. 100, 101, 102, 103).

Scoliose paradoxale. — Les scolioses à déviation longue et unique présentent parfois une particularité assez curieuse ; en faisant pencher l'enfant en avant, si l'on observe la voussure costale, on constate qu'elle se trouve du côté opposé à la déviation ; la convexité de la ligne épineuse étant gauche, la gibbosité sera droite (fig. 104, 105, 106, 107, 108, 109, 110, 111, 112, 113). Ces cas ne sont pas très fréquents et en suivant ces enfants pendant longtemps nous avons vu en général la scoliose totale gauche paradoxale se transformer en scoliose commune à deux courbures, la première lombaire gauche primitive, la seconde compensatrice dorsale droite avec la gibbosité droite, qui était paradoxale dans la première phase de la déviation et qui, dès lors, cesse de l'être. Je n'ai vu de cette forme que des scolioses bénignes et restant fort bénignes durant leur évolution, ce qui s'explique peut-être assez bien, car les effets de la déviation dans un sens et de la torsion dans l'autre se contre-carrent forcément. Le mécanisme de cette variété de scoliose n'est pas connu ; Steiner, qui a particulièrement étudié la scoliose paradoxale, qu'il appelle contra-latérale, n'en établit pas les causes. Pour Kirmisson et Sainton la déviation qui est l'expression du vice de développement de la colonne vertébrale et la gibbosité qui est l'expression de l'altération des côtes, sont indépendantes l'une de l'autre et peuvent par conséquent se produire à l'occasion en sens opposé, d'où la variété de scoliose à laquelle ils ont donné ce nom de paradoxale.

Après en avoir étudié et vu évoluer un certain nombre je crois qu'il s'agit de cas dans lesquels l'asymétrie osseuse (vertébrale et costale) tend à constituer une scoliose droite, tandis que les causes occasionnelles, telles que jambe trop courte, attitude de classe, etc., poussent l'enfant à une scoliose gauche, d'où contradiction et marche favorable de l'affection.

Scoliose lombaire pure. Cette forme est en général le début d'une déviation plus compliquée ; elle peut pourtant exister seule, ce qui se voit particulièrement chez les sujets vigoureux (fig. 115), qui font toujours un effort pour se tenir droits ; la colonne vertébrale est ramenée sur la ligne médiane par une courbure à rayon court et les quelques vertèbres déformées le sont si bien qu'une nouvelle surface horizontale vient bientôt remplacer celle de la base du sacrum, en rendant inutile une déviation compensatrice ; c'est ce que j'ai déjà examiné à propos de la correction du raccourcissement d'un membre inférieur (p. 85).

Scoliose cervico-dorsale, à courbure unique. C'est une forme rare (fig. 114), comme la précédente, aussi peu mobile d'ailleurs et aussi rebelle au traitement. Ce qui frappe le plus c'est la déformation des lignes de la nuque ; du côté de la convexité il y a toujours une gibbosité visible, comme une

PLANCHE XXI

SCOLIOSE AU DÉBUT AVEC RACCOURCISSEMENT D'UN MEMBRE INFÉRIEUR

PLANCHE XXI

Scoliose au début avec raccourcissement d'un membre inférieur.

Fig. 96. — Garçon de 15 ans. Scoliose gauche lombo-dorso-cervicale à grand rayon avec gibbosité gauche ; torsion visible du tronc en disproportion avec la déviation ; la tête est légèrement inclinée, contrairement à la règle, sur l'épaule droite qui est la plus basse. Cypho-lordose considérable. Le membre inférieur gauche est plus court de 1 centimètre 1/4. Le garçon à la charpente et les muscles d'un adulte et sa déviation n'a pas la forme habituelle avec courbure de compensation dorsale, ou au moins cervicale.

Fig. 97. — Garçon de 8 ans, chétif, adénoïdien, de mentalité anormale. Il a un raccourcissement d'un centimètre du membre inférieur droit et sa scoliose est néanmoins lombo-dorsale gauche ; l'enfant est incapable de réagir avec quelque vigueur, il se laisse tomber tout entier du côté du membre plus court ; la tête seule est reportée vers l'épaule gauche élevée en offrant une scoliose cervicale à convexité droite. La torsion est fort nette, les côtes gauches bombées en arrière, les côtes droites aplaties, l'omoplate droite comme basculée par l'affaissement de l'épaule ; le hausse-pied droit a immédiatement une influence très heureuse sur l'attitude et il n'aurait pas fallu conserver ce raccourcissement comme étant un correctif providentiel de la convexité lombaire gauche.

Fig. 98. — Garçon de 10 ans, adénoïdien et malingre, atteint d'un raccourcissement de 1/2 centimètre à peine du membre inférieur droit à la suite d'une arthrite coxo-fémorale de la première enfance. Le raccourcissement est insignifiant, mais la mobilité de la hanche est notablement réduite et il y a un certain degré d'atrophie de tout le membre. Dans ce cas, la réaction de la colonne est typique ; très légère convexité lombaire gauche et courbure de compensation dorsale droite. L'omoplate gauche est plus petite, plus courte que la droite, d'où exagération apparente de la scoliose dorsale. Cet enfant et la plupart des membres de sa famille ont la figure nettement asymétrique.

Fig. 99. — Fille de 8 ans 1/2, très petite, légèrement rachitique. Scoliose lombo-dorsale gauche avec raccourcissement insignifiant du membre inférieur gauche. L'enfant se rejette tellement du côté opposé, qu'on la croirait hanchée, ce qui n'est pas. Il suffit d'appuyer légèrement la main sur la région lombaire gauche pour redresser complètement l'enfant dont la souplesse est parfaite et les exercices réussissent en effet rapidement à lui donner une attitude correcte, à atténuer la déviation au point qu'il faut la chercher. L'enfant est suivie pendant plus de 4 ans ; on voit le raccourcissement du membre inférieur gauche se prononcer, atteindre 1 centimètre et rester stationnaire ; un hausse-pied est porté dès lors. Lorsque l'enfant néglige ses exercices durant quelques mois, la déviation tend à augmenter et le traitement est bien vite repris d'autant plus que l'état général présente des oscillations parallèles à celles du dos. A 13 ans, la fillette ne présente une légère scoliose gauche lombaire que lorsqu'on la fatigue par une immobilité de plusieurs minutes et l'on trouve en cherchant une légère courbure de compensation droite dorsale.

   à 9 ans 1/2. T. 124.
   à 13 ans.   T. 139 ;   *r. a* 65-69 ; *r. xy* 61-65 ;
   à 14 ans.   T. 143 1/2 ;   *r. a* 69-73 ; *r. xy* 64-66.

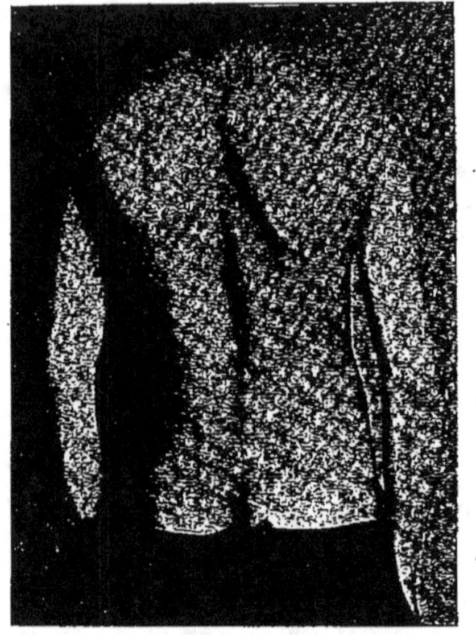

Fig. 96.

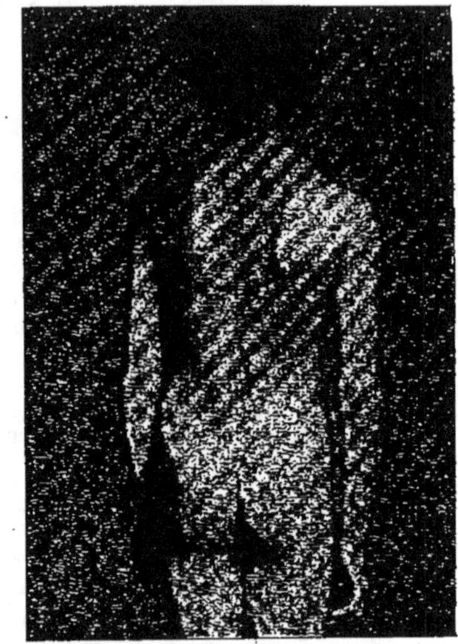

Fig. 97.

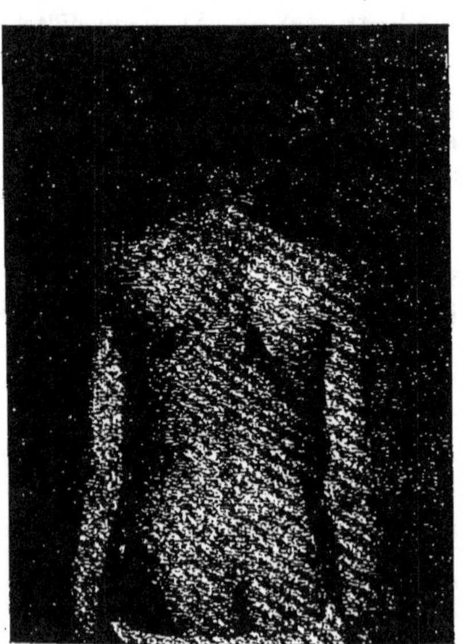

Fig. 98.

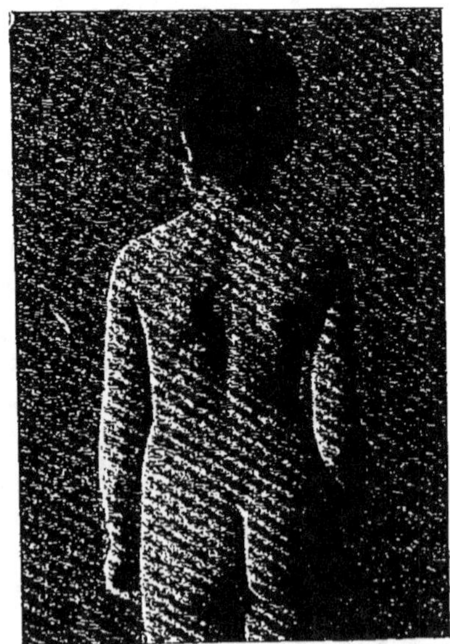

Fig. 99.

PLANCHE XXII

SCOLIOSE AVEC TORSION VISIBLE DÈS LE DÉBUT DE L'AFFECTION

PLANCHE XXII

Scoliose avec torsion visible dès le début de l'affection.

Fıɢ. 100. — Fille de 10 ans, d'une famille de cypho-scoliotiques. Déviation à convexité gauche totale et faible, mais torsion visible; l'omoplate gauche est notablement plus élevée et plus écartée, l'épaule plus haute et toujours portée en avant, ce qui se voit très bien sur l'enfant habillée ; le côté droit est plat, le côté gauche bombé.

Fıɢ. 101. — Fille de 7 ans ; la scoliose débute à peine, pourtant la différence de volume des deux moitiés du thorax est considérable, les côtes gauches sont bombées, le côté droit comme atrophié.

Fıɢ. 102. — Fille de 11 ans excessivement chétive, le thorax est celui d'une enfant de 7-8 ans ; l'attitude générale est bonne, la ligne des apophyses épineuses est pour ainsi dire droite, mais le côté gauche présente une gibbosité cylindrique et l'épaule gauche est portée en avant. T. 138 1/2 ; $r.\ ax$ 55-59 ; $r.\ xy$ 50-53 ; au bout de *huit jours* d'exercices respiratoires :　　　　$r.\ ax$ 56-62 ; $r.\ xy$ 51-56.

Fıɢ. 103. — Garçon de 9 ans. Très légère déviation gauche totale constatée depuis deux-trois mois, avec un peu de cyphose. Asymétrie costale visible, gibbosité dorsale gauche, épaule portée en avant.

Dans tous ces cas il y a quelques vestiges de rachitisme et il est fort probable que le point de départ de la déformation est ici une asymétrie costale.

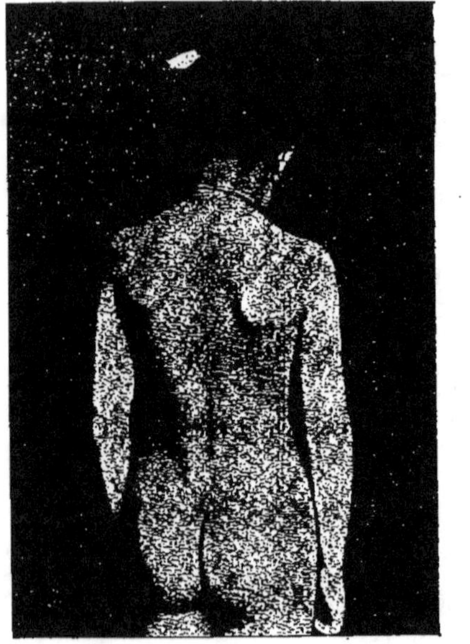

Fig. 100.

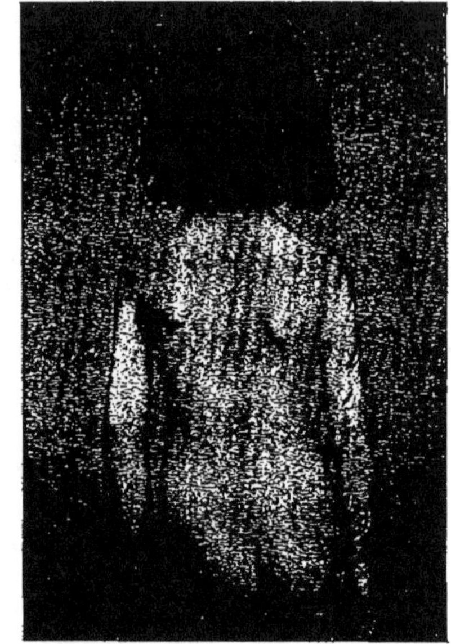

Fig. 101..

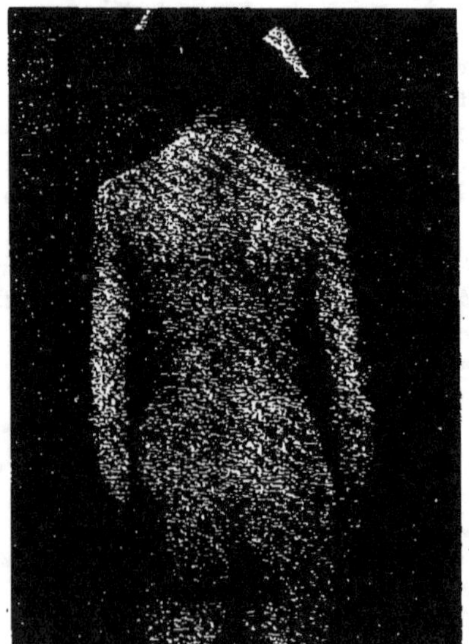

Fig. 102.

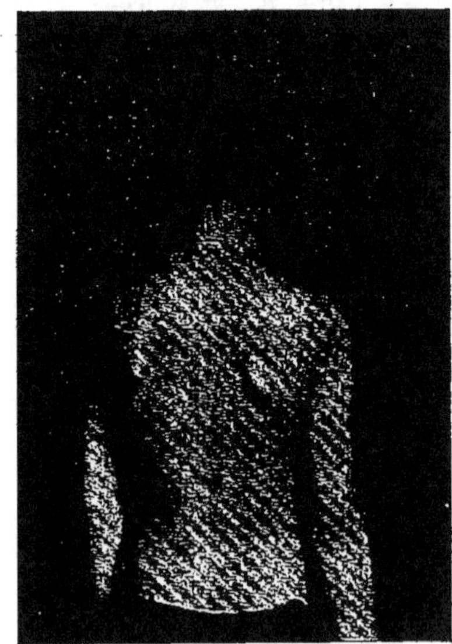

Fig. 103.

PLANCHE XXIII

SCOLIOSE PARADOXALE

PLANCHE XXIII

Scoliose paradoxale.

Fɪɢ. 104. — Fille de 10 ans. Scoliose à convexité lombo-dorsale gauche ; l'épine iliaque gauche est plus basse de 1 centimètre 3/4 et l'enfant est de plus habituellement hanchée, en laissant pendre la jambe gauche, qui est d'ailleurs plus faible, à la suite d'un rhumatisme scarlatin probablement. Sur cette figure, l'enfant ne se tient pas hanchée.

Fɪɢ. 105. — La même photographiée dans la flexion ; les côtes gauches sont aplaties et allongées, tandis que les côtes droites sont bombées ; cette gibbosité droite correspond d'ailleurs à une légère élévation de l'omoplate droite, mais il n'y a point de courbure de compensasion dorsale droite.

Fɪɢ. 106. — La même à 11 ans ; l'enfant a toujours porté un hausse-pied de 1 centimètre 1/2 et a très régulièrement fait les exercices apropriés.

Fɪɢ. 107. — La même présentant toujours une scoliose paradoxale, mais l'asymétrie est certainement atténuée. A 10 ans. T. 127 ;

à 12 ans, T. 134 ;   r. a 58-64 ; r. xy 53-58 ;
à 13 ans. T. 139 1/2 ; r. a 61-66 ; r. xy 55-60.

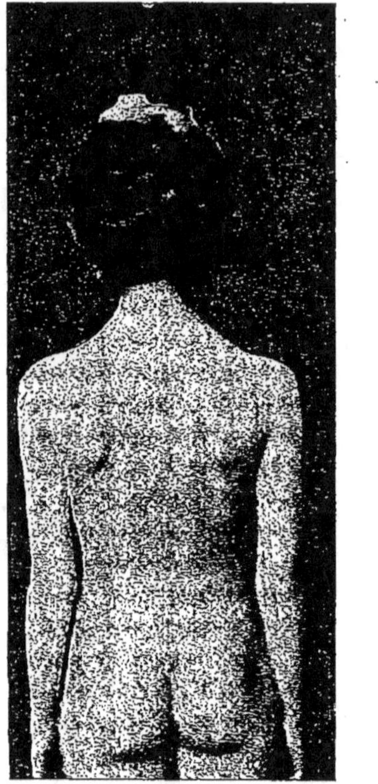

Fig. 104.

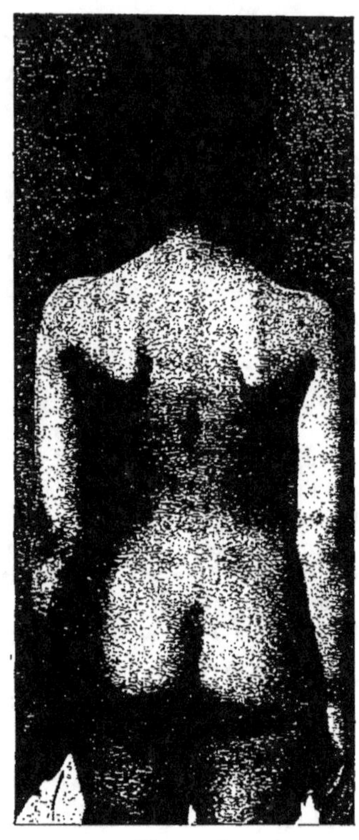

Fig. 105.

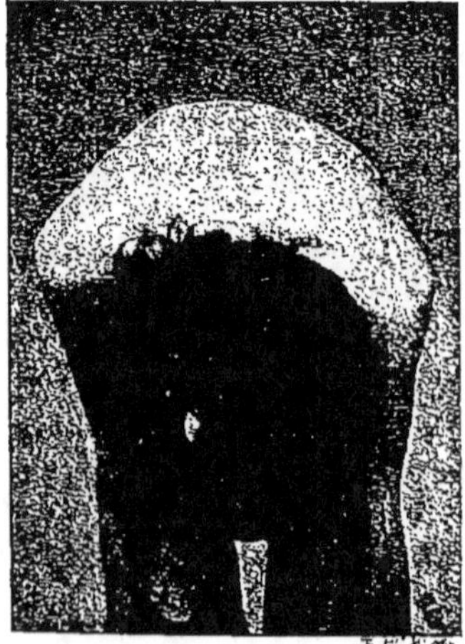

Fig. 106.

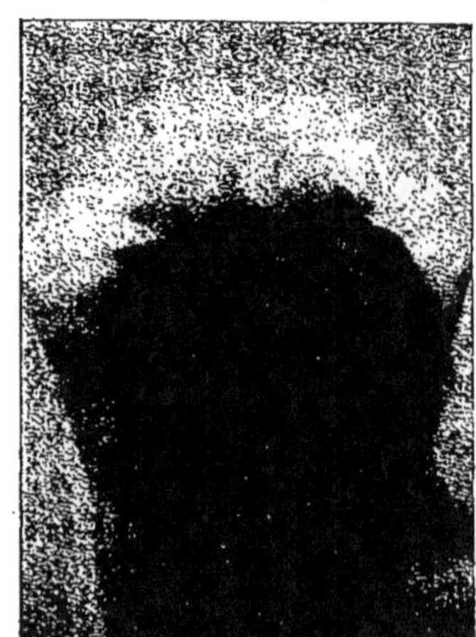

Fig. 107.

PLANCHE XXIV

SCOLIOSE PARADOXALE

PLANCHE XXIV

Scoliose paradoxale.

Fɪɢ. 108. — Fille de 12 ans. Scoliose légère à convexité gauche totale ; l'épaule gauche est plus élevée. Il n'y a aucune trace de courbure de compensation, mais la pointe de l'omoplate droite se trouve écartée des côtes, sur un plan postérieur à l'omoplate gauche.

Fɪɢ. 109. — La même dans la flexion ; les côtes droites sont légèrement bombées, les côtes gauches sont plus aplaties.

Fɪɢ. 110. — La même six mois plus tard. L'attitude générale de l'enfant est bonne, la convexité gauche a diminué, mais on voit maintenant nettement apparaître une légère courbure de compensation à convexité dorsale droite et la gibbosité dans la flexion est augmentée. La scoliose a cessé d'être paradoxale.

Fɪɢ. 111. — Garçon de 13 ans 1/2. Scoliose dorso-lombaire paradoxale. L'enfant se trouve sur cette figure dans sa meilleure attitude possible, maintenue avec effort ; ordinairement il y a chute considérable du tronc à gauche ; les membres inférieurs sont égaux ; l'enfant ne se tient d'habitude que sur sa jambe droite, la gauche tout à fait pendante. En examinant le dos de l'enfant debout on ne s'attendrait pas à trouver une gibbosité costale droite ; notons pourtant que le côté droit, concave, semble en même temps plus large que le gauche.

Fɪɢ. 112. — Le même dans la flexion. Gibbosité dorsale droite.

Fɪɢ. 113. — Le même dans la flexion extrême. Gibbosité lombaire droite. Il est bien rare de trouver une scoliose à ce degré paradoxale.

Traité par les exercices seuls, mais faits avec beaucoup de zèle, l'enfant se développe extrêmement bien ; au bout d'un an son attitude est parfaite ; la scoliose paradoxale persiste, quoique fort atténuée.

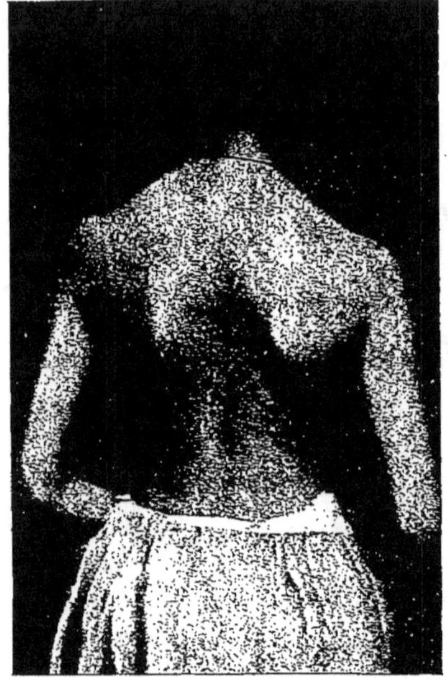

Fig. 108.

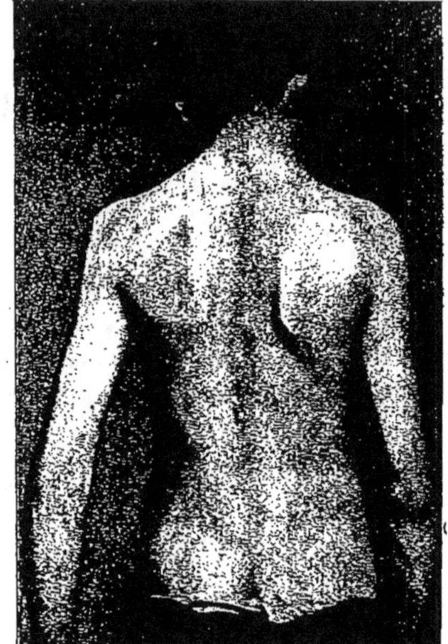

Fig. 111.

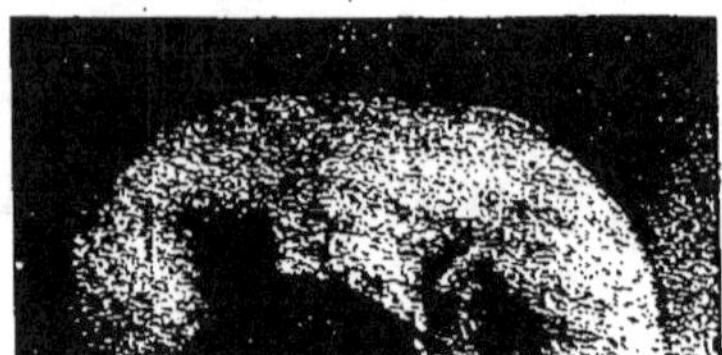

Fig. 109.

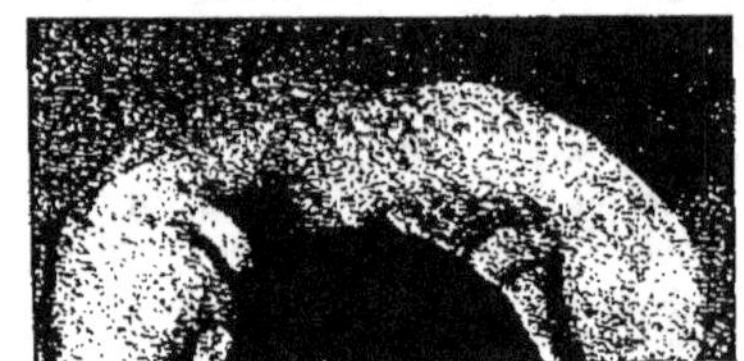

Fig. 112.

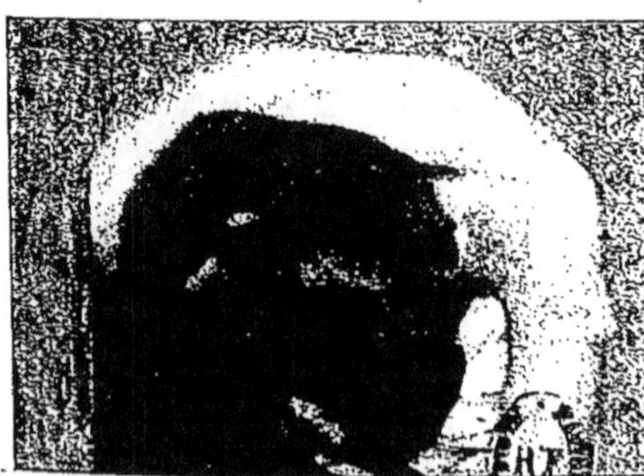

Fig. 110.

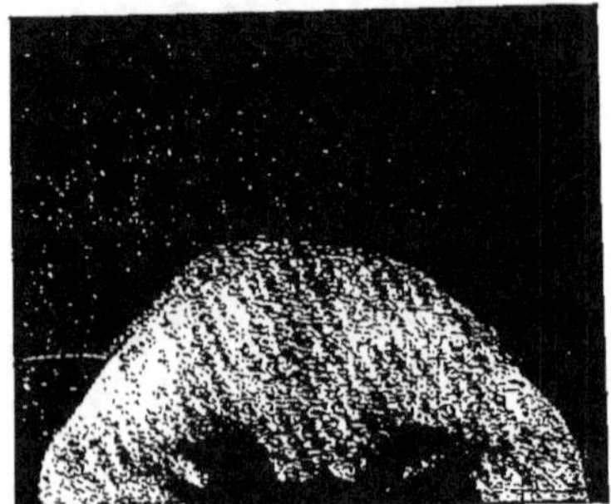

Fig. 113.

PLANCHE XXV

SCOLIOSE A COURBURE UNIQUE

PLANCHE XXV

Fig. 114. — Fille de 12 ans. Scoliose cervico-dorsale courte à convexité gauche ; la tête est légèrement inclinée sur l'épaule droite ce qui est le cas de plusieurs personnes de la même famille, les lignes de la nuque sont très asymétriques, la gibbosité à la base de la nuque n'est pas réductible. Cette scoliose répond bien à la description que Garré donne de la scoliose due à la présence d'une côte cervicale ; c'est une forme rare de scoliose à une seule courbure. La suspension de Schmitt, les exercices de flexion latérale de la tête semblent promettre un bon résultat. T . 156 1/2 ; r. a 68-72 ; r. xy 64-68. Revue 2 ans plus tard, la fillette présente toujours la même déformation.

Fig. 115. — Fille de 14 ans. Scoliose lombaire gauche ; les membres inférieurs sont égaux ; une courbure de compensation dorsale droite, à peine ébauchée au début du traitement, devient imperceptible au bout de peu de mois et la déviation apparaît alors à courbure unique.

Fig. 116. — Fille de 16 ans. Scoliose droite dorso-lombaire et gauche dorsale ; la déviation est ancienne et la mère de la jeune fille est légèrement scoliotique ; les courbures et les deux gibbosités sont fort peu réductibles mais l'attitude générale est si bonne que la jeune fille habillée paraît droite.

Fig. 117. — La même dans l'attitude hanchée qu'elle affecte constamment et depuis l'enfance. Elle ne reste pas une minute debout sur ses deux jambes et ne se hanche jamais à droite. Il est curieux de voir que c'est dans cette position qu'elle se tient le mieux, les épaules sont ramenées au même niveau.

Fig. 118. — La même dans la position hanchée droite corrective de la déviation lombaire (comparer avec fig. 54), mais cette correction ne se fait pas par le procédé habituel, c'est-à-dire par la flexion de la colonne lombaire seule — le thorax tout entier est incliné à droite, tandis que dans l'attitude hanchée gauche, il reste vertical. Cette bizarrerie dans l'attitude ne s'explique que par la raideur de la colonne lombaire dont la courbure ne peut pas se renverser.

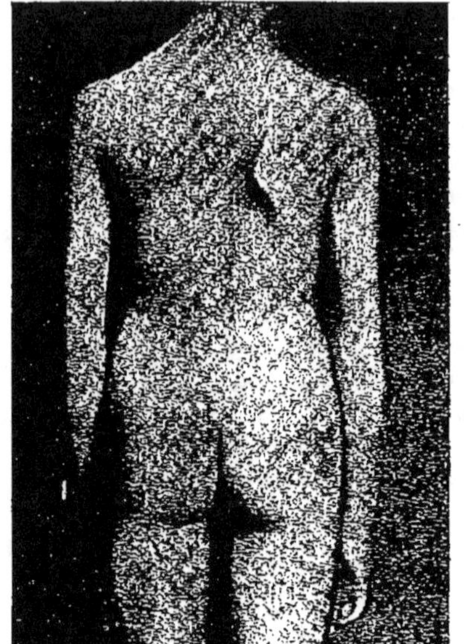

Fig. 114.

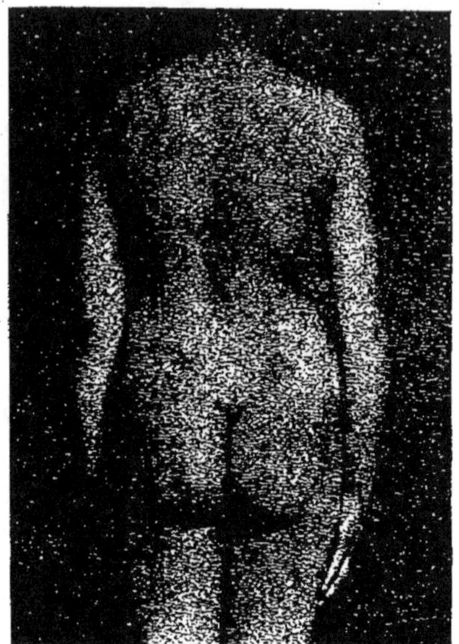

Fig. 115

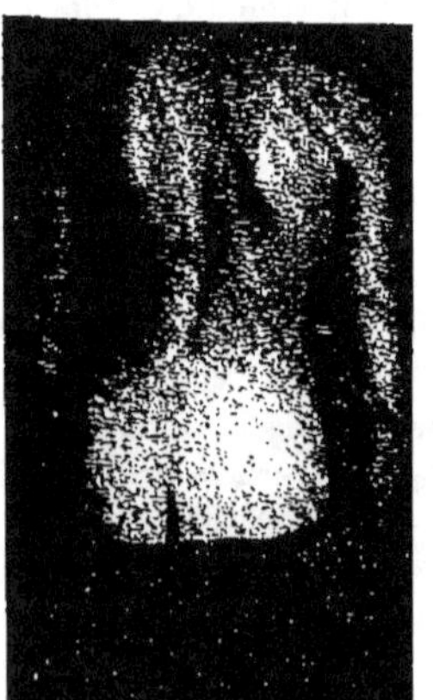

Fig. 116.

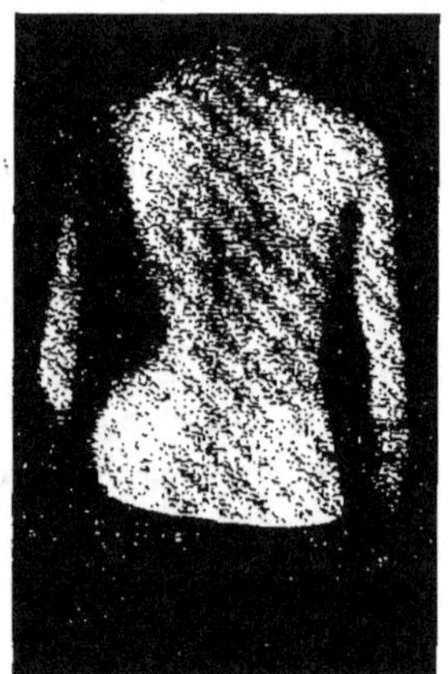

Fig. 117.

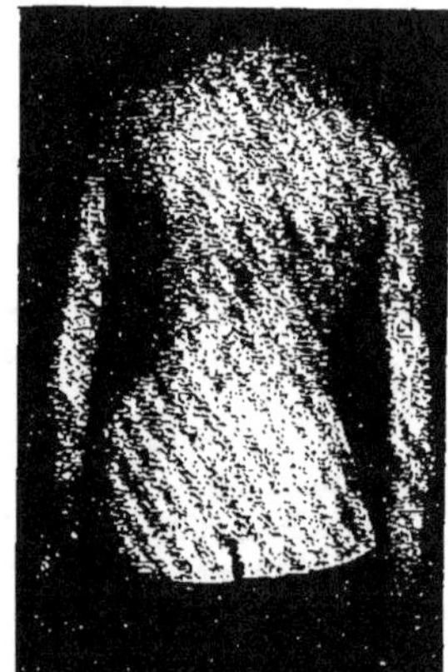

Fig. 118.

tuméfaction sus-épineuse qui élargit de ce côté la base du cou ; l'épaule est plus élevée du côté de la convexité, la tête penchée sur l'épaule opposée. Garré a trouvé dans 4 cas de ce genre des côtes cervicales.

Les *déviations à courbure unique* sont le plus souvent faibles, et ne constituent que la phase initiale de scolioses plus graves et plus compliquées, mais elles peuvent aussi évoluer sans changer de type et il existe des scolioses au deuxième et au troisième degré à courbure unique (fig. 215, 231).

La *scoliose à double courbure* est la plus commune; la courbure à convexité lombaire gauche s'associe à la courbure dorsale à convexité droite beaucoup plus souvent qu'en sens inverse ; lorsqu'on n'a pas vu débuter la déformation il est souvent difficile d'affirmer, à moins de raisons étiologiques bien nettes, quelle a été la courbure *primitive* ; mais il y a en général une courbure *dominante* et celle-là est pour les cas de moyenne intensité aussi souvent la lombaire gauche que la dorsale droite, tandis que la lombaire droite et la dorsale gauche sont beaucoup plus rares ; les petits rachitiques font exception à cette règle, la déviation étant chez eux souvent dorsale gauche. Quant aux cas graves, aux scolioses qui sont des bosses à proprement parler, les dorsales droites dominent sans conteste.

Scoliose dorsale droite dominante et lombaire gauche. Ce qui frappe au début c'est la différence de niveau des épaules et la différence de direction des omoplates; l'épaule droite est plus haute, l'omoplate droite est écartée de la ligne médiane, son bord interne, d'oblique en dedans ou parallèle à l'épine qu'il est normalement, tend à devenir oblique en dehors, tandis que la pointe de l'omoplate gauche se rapproche de la ligne médiane; les côtes droites sont un peu bombées alors que la déviation des apophyses épineuses n'existe encore pour ainsi dire pas. Quand la scoliose s'accentue, qu'elle passe au second degré, la voussure costale et la voussure lombaire apparaissent nettement sans qu'il soit besoin de faire pencher l'enfant ; les contours du thorax s'altèrent, à droite les côtes bombées arrivent au contact (fig. 67) du bras et le triangle brachio-thoracique droit commence beaucoup plus bas que le gauche ; dans la région lombaire au contraire c'est à gauche que ce triangle est diminué par sa partie inférieure ; il est aplati en même temps par la gibbosité lombaire cylindrique qui masque la hanche gauche, tandis que le triangle droit se creuse. On suit facilement les courbes décrites par les apophyses épineuses, la courbure dorsale allant souvent de la 2e vertèbre dorsale à la 10e ou à la 11e dorsale, la courbure à convexité gauche occupant les dernières vertèbres dorsales et les lombaires ; parfois le sacrum continue la direction des vertèbres lombaires et l'on peut parler d'une courbure lombo-sacrée. La scoliose continuant à évoluer, les courbures augmentent et constituent une scoliose au troisième degré avec une grosse gibbosité cylindrique globuleuse ou en cote de Melton ; on peut voir alors la taille s'effacer à droite par tassement en quelque sorte, les côtes droites touchant la crête iliaque, le bras droit ballant (fig. 203), tandis que le gauche s'appuie largement sur le flanc et le bassin ou passe même au-devant d'eux. En avant on constate la saillie de la clavicule droite et du moignon de l'épaule et une gibbosité des côtes et fausses côtes gauches avec saillie du sein gauche. Cette opposition des gibbosités souffre quelques exceptions, notamment dans le rachitisme et dans la scoliose d'origine pleurale ; on peut trouver dans ces cas toute une moitié du thorax diminuée, rétrécie et aplatie, si bien que du côté de la convexité dorsale il y a une gibbosité aussi bien en arrière qu'en avant (fig. 46, 47).

Quant à la ligne des apophyses épineuses ses inflexions n'augmentent pas parallèlement avec les gibbosités, elles peuvent même diminuer par les progrès de la torsion tandis que les gibbosités s'accentuent.

Scoliose lombaire gauche dominante et dorsale droite. Elle cause dès le début un déplacement considérable du tronc vers la gauche et une saillie disgracieuse de la hanche droite qui attirent de bonne heure l'attention ; ainsi s'explique ce fait qu'on rencontre en tant que forme de début plus de cas de scoliose gauche lombaire que de cas de la forme précédente qui est méconnue plus longtemps. Le symptôme le plus précoce est l'asymétrie des triangles brachio-lombaires surtout lorsqu'on fait tendre les bras ; l'épaule la plus élevée est au début celle du côté de la convexité lombaire, plus tard l'épaule droite le devient à mesure que se prononce la courbure de compensation dorsale et les symptômes alors sont ceux que nous avons déjà décrits ; pourtant, suivant Lorenz, l'effacement à peu près complet du triangle brachio-lombaire indique la scoliose lombaire primitive, tandis que l'effacement de l'espace brachio-thoracique appartient à la scoliose primitivement dorsale.

Scoliose lombaire droite et dorsale gauche. Beaucoup plus rares, elles offrent bien entendu les caractères ci-dessus en sens contraire.

Scoliose à trois et quatre courbures. La multiplicité des courbures se voit dans deux ordres de cas — les uns sont relativement bénins ; l'enfant vigoureux réagit contre une courbure lombaire en constituant une autre courbure dorsale ; si cette dernière dépasse le but pour ainsi dire, l'épaule devient plus haute, ce que l'enfant corrige par une nouvelle courbure cervico-dorsale compensatrice de la seconde, si bien qu'en fin de compte trois et même quatre courbures en sens contraire, toutes assez peu prononcées, arrivent à une attitude générale correcte, les épaules sont au même niveau, la direction générale du tronc est verticale et le sujet habillé paraît droit même sans artifices de toilette (fig. 186). Plus souvent les scolioses ainsi faites de plusieurs courbures sont graves et aux trois courbures principales correspondent trois gibbosités, par exemple une lombaire gauche, une dorsale droite et une cervicale gauche (fig. 70, 184). La tête, que la courbure dorsale droite fait pencher sur l'épaule gauche, se redresse tandis que se constitue la courbure cervico-dorsale gauche et celle-ci s'exagérant c'est au contraire sur l'épaule droite que s'inclinera en fin de compte la tête. La gibbosité cervico-dorsale qui déforme la nuque est constituée par la torsion des premières vertèbres dorsales qui entraînent les premières côtes et par la saillie des vertèbres cervicales dont les corps soulèvent les parties molles du côté gauche de la nuque ainsi que cela se passe à la région lombaire ; il en résulte une asymétrie des lignes de la nuque fort disgracieuse et fort rebelle au redressement.

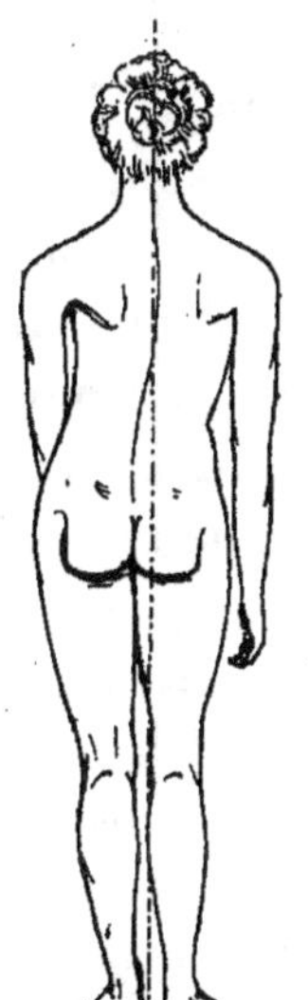

FIG. 119.

Scoliose avec bassin dévié — amesial pelvis de Barwell. — Ce paraît être une déformation peu commune, peut-être aussi n'a-t-elle pas été assez attentivement recherchée jusqu'ici. Lorsque, en présence d'un scoliotique, dont le tronc paraît déplacé à droite par exemple, on recherche quelle est du bassin ou du thorax, la partie du corps réellement déplacée, on trouve parfois que c'est le bassin qui l'est par rapport à une ligne verticale partant du vertex. Cette ligne arrive entre les deux talons, tandis que le bassin se trouvera latéralisé à gauche, ainsi que cela apparaît sur les figures de Barwell (fig. 119, 120). Il s'agit bien entendu de cas où le bassin n'est pas en même temps oblique, incliné d'un côté à cause d'un membre plus court. La cause de cette déviation est, selon Barwell, avant tout la mauvaise attitude d'écriture, lorsque l'enfant est assis sur une seule tubérosité ischiatique, comme dans la figure 32, tout le tronc déplacé latéralement.

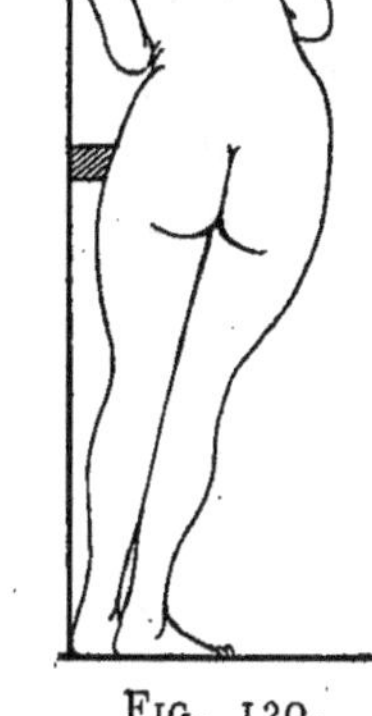

FIG. 120.

Le bassin latéralisé ne préjuge rien au point de vue de la gravité ni de la forme de la scoliose, mais il faut noter qu'il se rencontre souvent dans les scolioses peu avancées.

Au point de vue de la gravité de la scoliose on a l'habitude de distinguer *trois degrés* dont les limites ne sont bien entendu pas très précises, mais qui sont commodes en pratique. La scoliose au premier degré n'est pas encore stable ; l'enfant trop faible pour se tenir droit prend des attitudes variables, la mobilité est peu atteinte et le redressement presque complet est possible ; les gibbosités sont à peine indiquées. Au deuxième degré tous les signes de la scoliose sont bien prononcés, les courbures et les gibbosités sont fixées. Enfin au troisième degré il s'agit de véritables difformités, de bosses ; la mobilité est très réduite, le redressement à peu près impossible, il y a ankylose.

L'*évolution* de la scoliose est aussi fort variable ; il y a des formes bénignes qui, même négligées, ne font pas d'un enfant scoliotique un bossu, c'est la majorité des cas ; mais à côté de celles-là, on voit des formes graves d'emblée, qui tendent à la difformité irréparable, qui passent en peu de mois du premier degré au troisième. C'est ce qui arrive surtout pour certaines scolioses héréditaires ; l'attitude de l'enfant reste bonne, les courbures sont relativement faibles, mais les côtes se déforment rapidement, invinciblement, malgré le repos, malgré les appareils, pour reproduire le type familial ; il est de toute évidence dans ce genre de cas que la déformation des côtes est contemporaine, indépendante de la déformation de la colonne vertébrale, et peut-être même primitive, cause de la déviation.

TRAITEMENT

Les déviations de la colonne vertébrale ne guérissent complètement que si elles sont traitées dès le début ; dans les formes plus avancées on obtient une correction considérable, un résultat esthétique souvent parfait, mais non pas la disparition de toute déformation. Aussi ne faut il pas attendre que la déviation frappe les regards, il faut aller la chercher de parti pris, tout comme il ne faudrait pas attendre qu'un enfant mette son nez au contact de son livre pour s'occuper de sa myopie, ni qu'il ait des rages de dents pour songer à les inspecter.

Mais par contre, il ne faut jamais dire qu'il est trop tard pour s'occuper d'une scoliose ou d'une cyphose, on peut et on doit la combattre à tout âge, car elle progresse à tout âge. Une large part revient dans toute difformité de la taille non pas à la déformation des os, mais à l'attitude et celle-ci peut être améliorée aussi bien chez l'adulte que chez l'enfant par l'exercice et le développement musculaire qui en résulte ; la santé générale des adultes difformes bénéficie aussi grandement de la médication par l'exercice, surtout à cause de développement de la capacité respiratoire. Sur la foi des idées courantes les médecins abandonnent très généralement les adultes scoliatiques qui se bornent à quelques artifices de toilette et, dans les cas graves, au port d'un corset ; pourtant il n'est pas rare de trouver chez des femmes adultes difformes, un degré de mobilité qui ne le cède en rien à celui que l'on trouve chez l'enfant scoliotique et on obtient d'aussi beaux résultats chez les uns que chez les autres, par la même méthode thérapeutique ; un certain nombre d'observations réunies dans la thèse de Mlle Tarannikova sont fort instructives à ce point de vue et les photographies successives d'une scoliotique grave de 22 ans qui ne s'était jamais soignée jusque-là, sont tout à fait frappantes : on ne rencontre pas de redressement plus rapide chez l'enfant.

TRAITEMENT PRÉVENTIF

Il suffit de penser aux causes des déviations de la colonne vertébrale pour voir quelle place devrait tenir dans l'éducation le traitement préventif des difformités de la taille, ce traitement préventif n'étant composé que d'une série de mesures d'hygiène. Il faut porter raisonnablement les nourrissons sains, surveiller de près l'attitude des petits rachitiques couchés et assis et avant tout varier leur attitude. Chez un enfant qui ne se tient pas bien ou qui ne marche pas très bien il faudra surveiller les membres inférieurs et donner un hausse-pied convenable aussitôt que l'on trouve une jambe plus courte que l'autre. Ce hausse-pied sera non pas un talon plus haut comme on a tendance à le faire, mais toute la semelle plus élevée de la quantité voulue ; pour ne pas alourdir la chaussure d'une jambe souvent faible, le mieux est de placer une semelle en liège dans l'intérieur de la chaussure ; lorsqu'on fait une semelle extérieure on se borne à un fer à cheval, ce qui allège le hausse-pied dans une certaine mesure.

Il faut éviter certaines fautes dans l'*habillement des enfants*. Et d'abord il faut réduire au minimum le nombre et le poids des pièces de vêtement. La brassière sera large de poitrine ; on s'en rendra compte le mieux en faisant dresser l'enfant contre un mur, les bras en supination et l'on verra en général dans ces conditions la brassière se tendre sur la poitrine jusqu'à faire sauter les boutons; il faut au contraire que l'enfant puisse faire une inspiration profonde dans l'attitude indiquée sans être gêné par les vêtements, sans quoi il rentre la poitrine et il se voûte ; il vaut mieux aussi pour cette raison faire les brassières ou petits corselets entiers dans le dos et lacés ou boutonnés devant, tandis que le contraire est la règle. Les épaulettes de la brassière doivent être larges et non pas des bandes très étroites dont la pression est pénible, même quand elles supportent un faible poids ; l'extrémité antérieure de l'épaulette doit se fixer assez près de l'aisselle, tandis qu'on la voit très communément sur la ligne du mamelon de sorte qu'il se forme un pli qui comprime la poitrine et les seins.

Les jarretelles attachées à la brassière sont également à surveiller, d'abord parce que beaucoup d'enfants ont une véritable manie de les tendre d'une façon tout à fait exagérée, si bien qu'il leur est impossible de ne pas se voûter, ensuite parce qu'une mode stupide les fait attacher devant depuis quelque temps, sous prétexte de faire rentrer le ventre saillant en tirant sur la partie ventrale du vêtement ; on n'arrive ainsi qu'à faire basculer le bassin en exagérant l'ensellure que les enfants à gros ventre possèdent déjà et à produire une cyphose de plus en plus accentuée.

Chez les cyphotiques le mieux est de supprimer les jarretelles, quitte à les remplacer par des jarretières qui sont dans ce cas de deux maux le moindre, quand on ne peut tout bonnement recourir aux chaussettes. Chez les garçons les bretelles demandent à être surveillées, et souvent elles seront supprimées chez les cyphotiques, car elles sont la plupart du temps excessivement tendues ; on s'en assure facilement en essayant de passer les doigts entre l'épaule et la bretelle ; on trouve souvent aussi chez les petits la pièce de cuir, qui unit les pattes des bretelles, montée si haut qu'elle touche presque la nuque, ce qui ne contribue certes pas à faire tenir la tête fièrement ; j'ai même connu un garçonnet de huit ans, qui trouvait commode d'attacher ses bas aux pattes de devant de ses bretelles, tandis que les pattes postérieures supportaient le pantalon, la pièce de cuir bien entendu à la base de la nuque ; sa forte cyphose diminua instantanément par la suppression des bretelles si ingénieusement utilisées, chez les grands garçons les bretelles peuvent être remplacées par une ceinture. Chez les petits on a recours à la brassière des bébés..

D'une manière générale les vêtements des enfants comme des adultes pèsent lourdement sur la base de la nuque qui ne se redresse qu'à l'aide d'un effort considérable ; il est bien facile de s'en assurer en essayant de pénétrer entre la nuque redressée et le joug formé par la superposition d'une série de cols droits ou rabattus. Le mieux est de supprimer tout simplement les cols et de bannir le linge empesé de la toilette des enfants.

Lorsqu'il s'agit d'enfants plus grands, de filles surtout, qui vont à l'école, c'est trop leur demander que de se tenir à peu près droites quand leur dos est faible et dévié, sans soutien aucun et sans corsets convenables. Elles se trouvent bien du port d'un corset ordinaire, bien fait sur mesure, pas serré, mais à dos élevé et bien baleiné ; là encore il faut que le dos soit entier ou lacé une fois pour toutes, afin de fournir un point d'appui aux épaulières, tandis que le devant se délace à volonté de manière que la poitrine ne soit jamais comprimée.

Les épaulières se croïsent sur les omoplates et vont se fixer très haut sur la ligne axillaire postérieure (fig. 193) en empêchant les épaules de tomber en avant ; elles n'ont pas besoin d'être très tendues pour être d'un réel secours à l'enfant. Il faut absolument proscrire les épaulières qui se terminent par de longues courroies que l'on boucle par devant au niveau de la ceinture, car elles ont pour unique effet de faire plier l'enfant en deux ; lorsqu'on les enlève, sans prévenir l'enfant de ce que l'on cherche, on le voit toujours se redresser ; les épaulières qui s'attachent sur les côtés, mais bas, au niveau de la taille, produisent de l'ensellure lombaire au lieu de lutter contre le dos rond. Ces détails de l'habillement des enfants ont une réelle importance et contribuent grandement au redressement de l'attitude ; par contre les fautes que l'on commet couramment ont leur bonne part de responsabilité dans la production de la cyphose et du dos rond.

Dès la deuxième enfance il faudrait consacrer beaucoup plus de temps qu'on ne le fait au *développement physique* des enfants et ne plus négliger les jeux et les exercices rationnels pendant toute la durée de la croissance. C'est là un des plus graves défauts de l'éducation actuelle ; les attitudes vicieuses de l'étude sont conservées une grande partie de la journée, et cela tous les jours, et pendant des années, tandis que la gymnastique se fait dans les écoles 1 heure ou 1 heure 1/2 par semaine en deux fois dans l'éducation domestique elle ne se fait pas du tout. Depuis peu quelques établissements ont introduit la gymnastique quotidienne, mais ils sont encore tout à fait exceptionnels ; pourtant le peu de gymnastique que les enfants y font tous les jours porte déjà ses fruits, puisqu'il m'est arrivé d'entendre dire à une mère : « Mon garçon se tenait encore plus mal que sa sœur, mais son attitude a beaucoup changé en mieux depuis qu'il est au lycée, comme externe. »

J'étais fort étonnée de cette réflexion, contraire à ce que l'on entend dire habituellement, lorsque j'appris que les élèves de ce lycée faisaient tous les matins une demi-heure d'exercices. Et il est bien évident qu'il faut s'occuper de l'éducation physique tous les jours, non pas de loin en loin ; c'est tous les jours qu'il faut, par des mouvements appropriés, contre-balancer, réparer les effets de la station assise prolongée ; le jour où la gymnastique quotidienne sera devenue à l'école comme à la maison une habitude, un be-

soin, la scoliose aura certainement disparu en grande partie.
Remarquons encore que la gymnastique, telle qu'elle est faite
dans les établissements scolaires, procède plus ou moins de la
gymnastique militaire et ne répond pas tout à fait au but ; il
faudrait y introduire certains des exercices qui sont utiles
aux scoliotiques et aux cyphotiques et qui ne peuvent d'ailleurs faire que du bien aux sujets droits.

La question des *sièges et des tables de travail* est fort importante ; elle a suscité de nombreuses études et l'invention
d'une quantité de modèles de meubles de classe ; la première
condition est que la hauteur des sièges et des tables soit
variable, adaptable à la taille de l'enfant, ce qui est toujours
assez compliqué et coûteux, mais il n'y a pas de mobilier
rationnel sans cela. Il est absurde de voir, ce qui est cou-
rant, des enfants assis sur des bancs d'où leurs pieds n'arrivent ni par terre ni à aucun autre appui ou devant des tables
qui leur viennent au menton, ou bien au contraire de
grands enfants assis sur des bancs de bébé, parce que leur
myopie les oblige à être au premier rang. Il faut ensuite que
l'enfant puisse commodément s'appuyer au dossier de la
chaise ou du banc, que ce dossier soit par conséquent suffisamment haut et un peu incliné en arrière, ce qui suppose
l'usage d'un pupitre mobile. S'il est impossible d'écrire bien
adossé, on peut du moins lire très commodément, pourvu
que le pupitre puisse se redresser suffisamment. Schenk a
tout particulièrement étudié cette question et a fait adopter
le mobilier scolaire dont voici une figure (fig. 121) ; ses par-
ticularités sont le siège et le dossier inclinés qui obligent
l'enfant à occuper toute la profondeur du siège et à s'ados-
ser ; le pupitre peut être avancé ou reculé et changer de
hauteur, mais son inclinaison est invariable ; le petit banc se
déplace aussi.

Voici d'autre part un siège préconisé par Lorenz, fort bien
imaginé, mais d'une construction compliquée et à réserver

pour certains scoliotiques soignés et élevés chez eux (fig. 122). Labit et Polin ont consacré un chapitre fort complet à la question du mobilier scolaire. Quel que soit le modèle de siège et de table dont on se sert et surtout lorsqu'on fait usage de meubles quelconques, on songera à garder les proportions suivantes : la table ou le pupitre sont à une hauteur telle que les coudes s'y posent naturellement, sans que les épaules soient levées ; la hauteur du siège est égale à celle de la

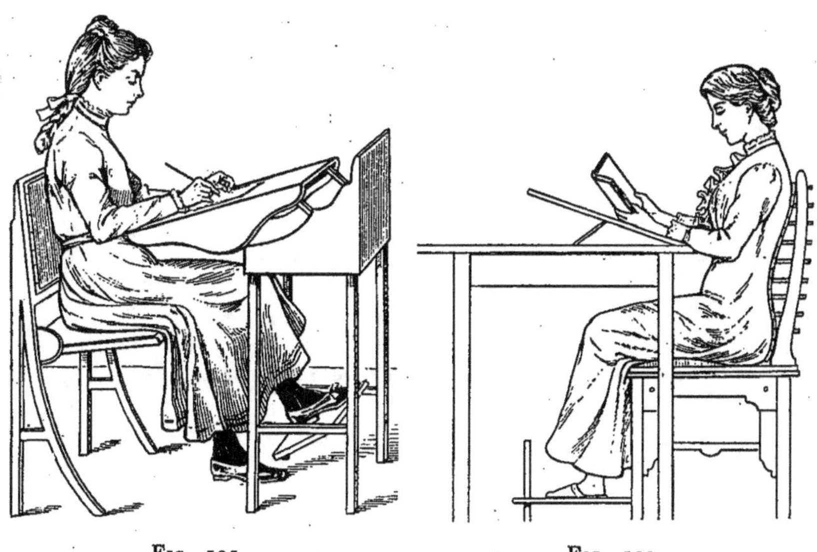

Fig. 121. Fig. 122.

table moins la distance qui sépare le siège de l'olécrane ; la profondeur du siège doit être telle que la cuisse s'y appuie, presque jusqu'au creux poplité, et au moins des 2/3 la distance de la table au dossier est égale à la longueur de l'avant-bras le dossier doit monter jusqu'à la partie supérieure de la région dorsale ; enfin il n'y a aucune raison pour faire asseoir l'enfant à même le bois, tandis qu'il y a au contraire bien des raisons de croire que la dureté du siège contribue à rendre la station assise rapidement insupportable, si bien que pour soustraire ses ischions à la pression, l'enfant se met

PLANCHE XXVI

CHAISE A DOSSIER ET A SIÈGE INCLINÉS

PLANCHE XXVI

Chaise à dossier et à siège inclinés.

Fig. 123. — Les deux plans font entre eux un angle droit, mais le siège fait avec le plan horizontal un angle de cinq degrés ; il en est de même du dossier par rapport à la verticale ; le dossier a 18 centimètres de large et sa hauteur est telle que la tête de l'enfant peut se renverser en arrière. Un coussinet maintenu par un ruban élastique se place à la hauteur de l'ensellure lombaire ; des rubans en drap ou en peluche entourent les épaules à la manière des bricoles pour aller se nouer derrière la chaise.

Fig. 124. — La même chaise vue de profil.

Fig. 125. — Enfant cyphotique écrivant assis sur cette chaisee ; un pupitre mobile est le complément indispensable de cette chaise ; pour lire on peut le dresser plus verticalement encore de façon à pouvoir appuyer plus complètement le dos.

Fig. 126. — Enfant cyphotique se servant de cette chaise au piano ; une ou plusieurs planches exhaussent au besoin le siège ; un petit banc pour les pieds est toujours indispensable. Ajoutons enfin qu'il n'est point utile de faire asseoir des enfants sur la dure, il est au contraire tout à fait indiqué de mettre sur le siège un coussin plat.

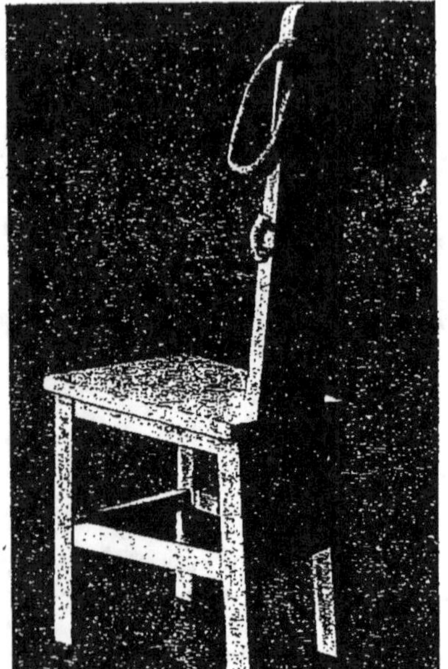

Fig. 124.

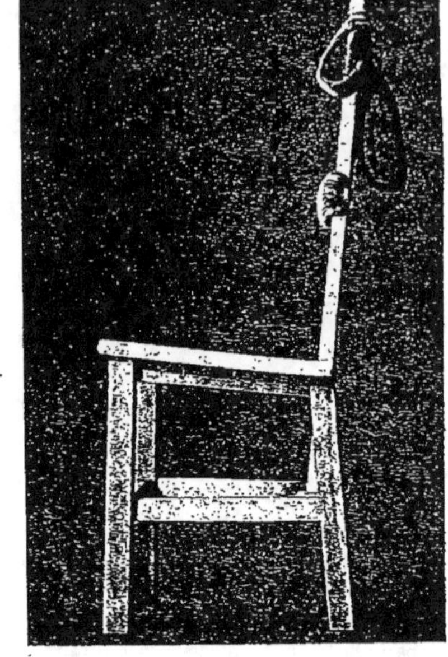

Fig. 125.

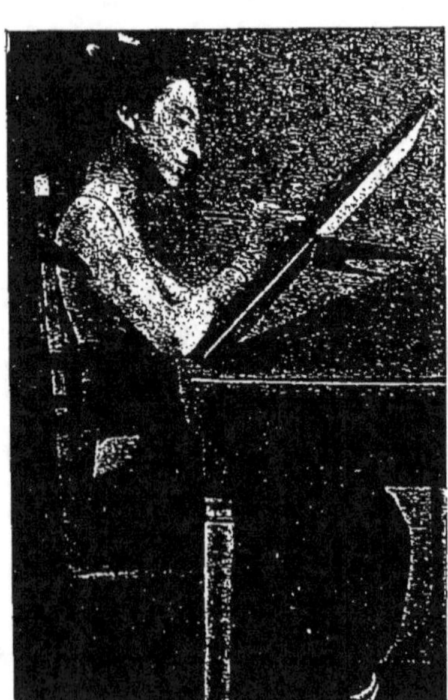

Fig. 126.

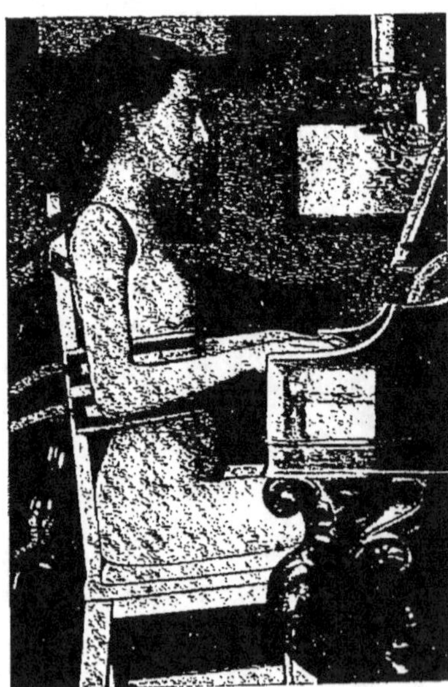

Fig. 127.

en cyphose sacro-lombaire, s'assied en quelque sorte sur son sacrum, ou bien il se place sur la face externe de l'un des ischions (fig. 32).

Quant aux pupitres devant lesquels les enfants travaillent debout, ils ne sont admissibles que si l'enfant a également une table ordinaire bien comprise et s'il a la faculté de passer à son gré d'un meuble à l'autre, car les jambes se fatiguent rapidement et l'enfant prend inévitablement une position hanchée.

Un mot encore concernant les sièges de piano : le tabouret classique rembourré en dos d'âne et dépourvu de dossier ferait bien de disparaître complètement pour être remplacé par une chaise raisonnable, dans le genre de celle de Roth (fig. 34 et 35) ; cette question est loin d'être négligeable pour les fillettes qui passent tous les jours deux ou trois heures au piano. Pour l'étude du violon le support du violoniste Altermann pourra rendre de grands services.

Mais tout en cherchant les meilleurs meubles possibles, il faut avant tout se dire que l'attitude, quelque bonne qu'elle soit, ne doit pas être gardée trop longtemps ; il faut s'appliquer à diminuer la durée de la station assise au lieu de se préoccuper uniquement de la manière la moins mauvaise d'immobiliser les enfants.

Tout cela est dit pour les enfants encore droits ; mais lorsqu'il s'agit de sujets déjà cyphotiques ou scoliotiques, le siège de classe même rationnellement construit, ne suffit pas toujours ; il faut, quand le degré de la maladie n'interdit pas le travail assis, se servir d'un siège sur lequel l'enfant est attaché dans une attitude correcte afin qu'il puisse la garder sans effort, avec un pupitre qui permet de ne pas baisser la tête, comme c'est le cas ordinairement (même avec le siège spécial de Lorenz, fig. 122) ; on peut même au besoin dresser le pupitre verticalement en y fixant le papier ou faire écrire l'enfant assis tout bonnement au mur, au tableau, pendant un certain temps si la cyphose est inquiétante. Il est tout à fait indiqué aussi de faire adopter l'écriture verticale ou renversée, afin de pouvoir tenir le cahier tout droit en écrivant. Voici la manière dont je fais servir une chaise fort simple (fig. 123 et 124). Le siège et le dossier forment un angle droit, mais ils sont tous deux inclinés en arrière, le dossier fait avec la verticale un angle de 5° suffisant en général ; on peut le construire plus récliné dans certains cas, ce qui oblige à se servir d'un pupitre presque vertical. Le dossier monte jusqu'aux épaules et sa largeur est de 18 centimètres, de manière à ne pas gêner les mouvements des bras dans l'abduction même extrême. Les épaules sont maintenues contre le dossier à l'aide de rubans attachés derrière le dossier et dont l'enfant peut se dégager sans assistance. Un coussinet enfin se place au niveau de la cambrure de la taille.

Un certain nombre d'enfants se tiennent très bien sur cette chaise sans être attachés (fig. 127) et la trouvent ainsi très commode ; d'autres ont besoin d'être maintenus à l'aide des épaulières dont je viens de parler et d'une ceinture qui ne comprime pas le ventre tout en donnant un appui de plus (fig. 125). Cette chaise est parfaitement utilisable au piano, les épaulières ne mettant aucune entrave aux mouvements nécessaires (fig. 126). Dans ces conditions un enfant dont le dos se dévie peut écrire, lire, et faire du piano,

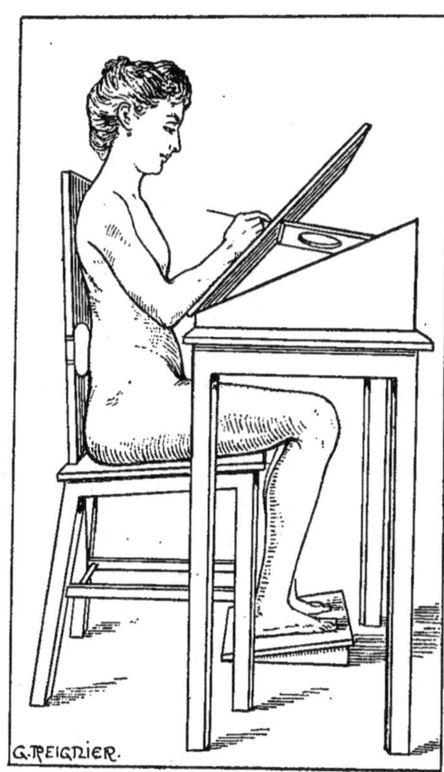

Fig. 127.

mais il ne faudra pas le laisser assis plus d'une demi-heure de suite ; il ira s'étendre sur le dos, ou faire des mouvements quelconques durant dix minutes au moins avant de revenir sur sa chaise et il ne faudra pas s'imaginer qu'on puisse impunément faire travailler l'enfant toute la journée, parce qu'il est ligotté de façon à ne pouvoir se mettre de travers.

TRAITEMENT CURATIF

Le traitement curatif à proprement parler des déviations rachidiennes comprend la gymnastique orthopédique dans tous les cas et le port de corsets spéciaux dans les scolioses graves. La gymnastique orthopédique est couramment employée à l'étranger, dans le traitement de la scoliose ; en France au contraire, si un certain nombre de médecins ont reconnu les avantages du traitement kynésithérapique, la grande majorité seraient fort embarrassés pour appliquer cette méthode dont ils sont théoriquement partisans. Aussi se borne-t-on à adresser l'enfant scoliotique à un gymnase, quand ses moyens le permettent ; dans le cas contraire, on se contente d'ordonner un corset quel que soit le degré du mal ; c'était, récemment encore, la pratique courante à l'hôpital, car il n'existe actuellement, dans les hôpitaux de Paris, que deux salles de gymnastique bien installées et suffisamment grandes, dans le service de M. Kirmisson, qui a le mérite d'avoir réintroduit cette méthode en France, et dans le service de M. Brun, à l'hôpital des Enfants-Malades ; c'est tout, et c'est fort peu, vu le nombre d'enfants et d'adolescents scoliotiques ou cyphotiques. Le nombre des services de gymnastique serait-il plus considérable, les gymnases particuliers plus accessibles, ce qui ne tardera guère, avec l'orientation actuelle de la thérapeutique, que la question ne serait pas encore résolue ; le traitement de la scoliose est, en effet, très long ; il doit logiquement durer des mois et même parfois des années, et cela à un âge où l'apprentissage ou les études ne sauraient être entravés pendant un temps aussi long sans grand préjudice. Il est donc essentiel de rendre le traitement possible dans la famille, d'utiliser tous les mouvements sans appareils qui peuvent rendre des services, de se servir d'appareils très simples, improvisés parfois à l'aide du mobilier ordinaire de manière à ce que l'enfant s'exerce chez lui aussi longtemps qu'il le faudra après un apprentissage fait sous la direction du médecin, dans un gymnase, à l'hôpital. Pour bien faire, il faut encore apprendre la gymnastique spéciale à une personne de l'entourage de l'enfant qui se chargera de le surveiller chez lui ; ce système est moins applicable à l'hôpital, on arrive pourtant fort bien à faire apprendre aux enfants des leçons de gymnastique d'une séance à l'autre et j'en connais plus d'un qui se soigne on ne peut mieux chez lui.

Nous allons, dans ce chapitre, donner la description précise des moyens propres à réaliser ce programme à l'aide d'exercices et d'appareils empruntés en grande partie à différents auteurs et appartenant à des écoles diverses.

Quelle que soit la forme de la scoliose, les exercices ne sont pas tous dirigés directement contre l'incurvation du rachis dans tel ou tel sens ; il y aura toujours une très large part à faire aux exercices généraux, symétriques, à l'extension, aux mouvements destinés à assouplir les articulations, à augmenter la force musculaire en général, celle des muscles du tronc et du dos en particulier ; chaque forme de déviation exigera de plus des exercices passifs et actifs asymétriques, des mouvements de latéralité.

La première chose à enseigner aux enfants est la *respiration normale,* ample, aussi bien costale que diaphragmatique, car les scoliotiques comme tant d'autres enfants, respirent fort mal ; les épaules ramenées en avant, le ventre proéminent, la poitrine plate, ils paraissent presque immobiles. Le plus souvent on ne trouve qu'une ampliation thoracique de 1/4 à 1/2 centimètre au niveau de la circonférence axillaire dans la respiration habituelle, 2 à 3 centimètres d'excursion dans la respiration forcée ; en s'exerçant à respirer, une enfant de sept à huit ans peut gagner en un mois jusqu'à 2 centimètres de circonférence thoracique et avoir une ampliation thoracique de 6 à 7 centimètres ; plus tard, les progrès sont naturellement plus lents, puisque l'enfant a atteint le développement respiratoire normal à son âge : ce résultat à lui seul suffit pour changer complètement l'état général du petit scoliotique. Tous les exercices seront entrecoupés de mouvements respiratoires réguliers ; l'inspiration ample, aussi profonde que possible, sans exagération, est faite par le nez, l'expiration sans effort par la bouche entr'ouverte, par la seule élasticité thoracique et pulmonaire ; au bout de quelque temps, lorsque l'enfant respire déjà mieux, on fait exécuter les deux temps respiratoires par le nez, ce qui est la seule manière réellement normale de respirer ; chaque temps de repos séparant les mouvements est occupé par une ou plusieurs inspirations.

Il faut apprendre les mouvements aux enfants graduellement, deux ou trois nouveaux à chaque séance, à mesure que les premiers sont appris et bien exécutés ; on commence par les plus simples, destinés surtout à rééduquer le sens musculaire, à rendre la notion subjective de la position symétrique du corps et des membres, perdue chez les scoliotiques. En dehors des heures de gymnastique, il faut continuellement songer à faire garder à l'enfant une attitude correcte, il faut le lui rappeler à tout instant pour provoquer un effort de redressement qui est déjà un exercice utile ; mais il ne faut pas oublier en même temps que l'enfant est réellement incapable de soutenir cet effort durant quelque temps, et il ne faut pas le lui demander, sous peine de le surmener ; il faut, au contraire, lui éviter tout effort prolongé, donner toujours un appui convenable à son dos affaibli ; lui ménager dans la journée des temps de repos complet, dans le décubitus, durant 1 heure 1/2 à 2 heures en plusieurs fois quand la scoliose progresse.

Exercices sans appareils.

Les uns sont faits dans le décubitus dorsal ou ventral, les autres debout, adossé au mur ou à un poteau ; on passe enfin aux mouvements sans appui. C'est dans cet ordre qu'il faut apprendre les exercices aux enfants, car ils sont, au début, trop faibles, pour garder une bonne attitude debout; le décubitus est d'ailleurs par lui-même des plus favorables au redressement des courbures. Il est très utile de se servir au début d'un tapis à raies pour les exercices faits dans le décubitus, ou de se guider sur les lignes du plancher afin de trouver une attitude bien symétrique. Pour les exercices debout, on fait travailler les enfants devant une glace sur laquelle on peut tendre des fils noirs qui servent de lignes de repère, à l'exemple de Dollinger (de Budapesth).

Décubitus dorsal. — L'enfant est couché par terre, talons joints, épaules au même niveau, tête droite, bras étendus le long du corps en supination complète, afin de ramener les omoplates en arrière, en développant la poitrine; en même temps, l'enfant doit s'appliquer au plancher de toute la surface postérieure du corps en effaçant le plus possible l'ensellure lombaire. En partant de cette position, on fait exécuter des séries de mouvements, en alternant les différentes parties du corps; chaque mouvement est répété de cinq à dix fois, en comptant en cadence.

SÉRIE A.

1° Bras dans trois positions (fig. 128). *a*. Le long du corps en supination. *b*. En croix. *c*. Sur les côtés de la tête, touchant les oreilles, aussi tendus que possible. Respirer dans chaque attitude en montant, revenir de même à la position de repos.

2° Lever chaque jambe jusqu'à la verticale, genou tendu, l'autre membre immobile.

3° Tourner la tête de chaque côté jusqu'à coucher la joue par terre, sans entraîner les épaules, les bras toujours immobiles, en supination.

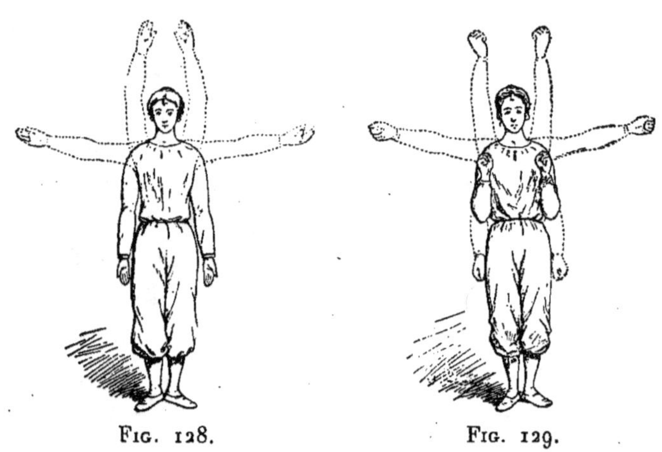

Fig. 128.   Fig. 129.

Série B.

1° Bras allongés dans quatre directions, en partant chaque fois de la position de repos (fig. 129). *a*. Le long du corps. *b*. En croix. *c*. Sur les côtés de la tête. *d*. Verticalement.

2° Écarter chaque jambe transversalement, genou tendu (abduction), ramener à la position de repos.

3° Fléchir la tête jusqu'au contact du menton et du sternum; revenir lentement à la position de repos.

Série C.

1° Tour de bras. — Mouvement circulaire, les bras en supination décrivent un demi-cercle par terre pour se rejoindre au-dessus de la tête; là, les doigts s'entre-croisent, l'enfant s'étire le plus possible et ramène les bras parallèlement, en décrivant un demi-cercle dans un plan vertical.

2° Tour de jambe (fig. 130). — La jambe tendue est levée verticalement, portée en dehors jusqu'à terre et ramenée à sa place, tout le reste du corps immobile.

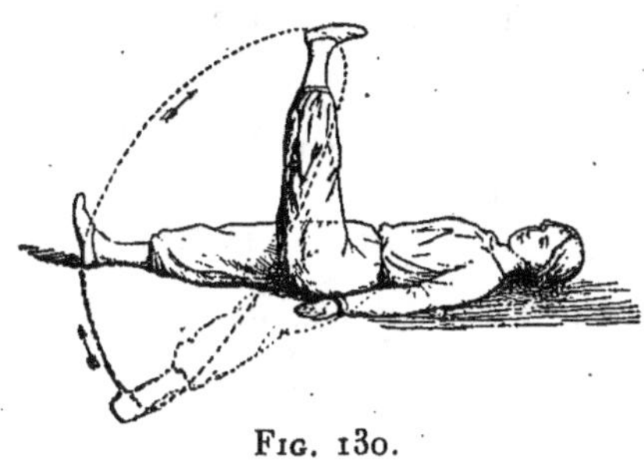

Fig. 130.

3° Tour de tête. — La tête est d'abord fléchie ; le menton arrivé sur le sternum, la tête s'incline de manière à amener l'oreille au contact de l'épaule et revient à sa position de repos par le même trajet.

Série D.

1° S'asseoir sans s'aider des bras, le dos droit, la tête étendue, se recoucher très lentement sans arrondir le dos, le tronc, les épaules et l'occiput touchant terre simultanément ; on peut augmenter l'effort ainsi produit en s'opposant au mouvement à l'aide d'une main qui appuie soit sur le dos, soit sur l'occiput.

2° Lever les deux jambes tendues jusqu'à la verticale, abaisser lentement.

3° Fléchir le tronc latéralement ; en supposant une scoliose droite, la position de la figure 135 est prise de façon que le côté incurvé réponde à la convexité dorsale ; dans la position de la figure 137 le corps est penché sur le côté de la convexité lombaire, de manière à produire des courbures en en sens inverse. Rester dans cette position le temps de faire plusieurs inspirations, revenir à la position symétrique ; les enfants la retrouvent difficilement dans ces conditions, et il faut y veiller.

Série E.

1° S'asseoir, les jambes restant bien étendues, et fléchir dans cette position le tronc sur les cuisses. C'est un mouvement à peu près impossible au début à nombre d'enfants, aux cyphotiques surtout ; il y en a qui ne peuvent dépasser un angle de 110° et qui restent à moitié couchés en l'air, comme c'est la règle pour les vieillards. Parmi ces enfants quelques-uns ne peuvent se cambrer et s'asseoir à angle droit sur leurs cuisses même sur une chaise, les jambes pendantes. Pour arriver à exécuter ce mouvement l'enfant le fait d'abord en prenant un certain élan.

2° Lever les jambes jointes et étendues, fléchir dans un deuxième temps les genoux en laissant les cuisses verticales, rapprocher enfin les genoux de la poitrine jusqu'au contact;

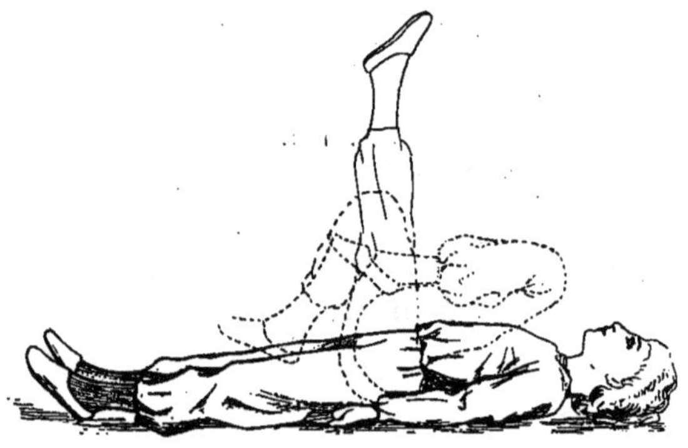

FIG. 131.

revenir en trois temps : éloigner les genoux joints, lever les pieds de manière que les jambes soient verticalement étendues et les descendre par terre sans fléchir les genoux (fig. 131).

3° Assis par terre, les jambes étendues, exécuter un mouvement de rotation du tronc à droite, puis à gauche le plus loin possible en gardant le dos bien vertical; suivant les cas on fera exécuter ce mouvement dans un seul sens seulement (fig. 155, scoliose lombaire).

Décubitus ventral. — L'enfant est couché sur le ventre, les pieds étendus, les talons joints.

Série A.

1° Les bras fortement tendus se soulever, respirer (comme fig. 20).

2° Lever chaque jambe tendue (hyperextension). Tour de jambe. La tête repose sur la joue droite quand la jambe droite est levée et réciproquement.

3° Natation (fig. 132). Les bras et les mains restent en supination, les paumes regardent le sol durant tout le mouvement circulaire, contrairement à l'attitude de la natation

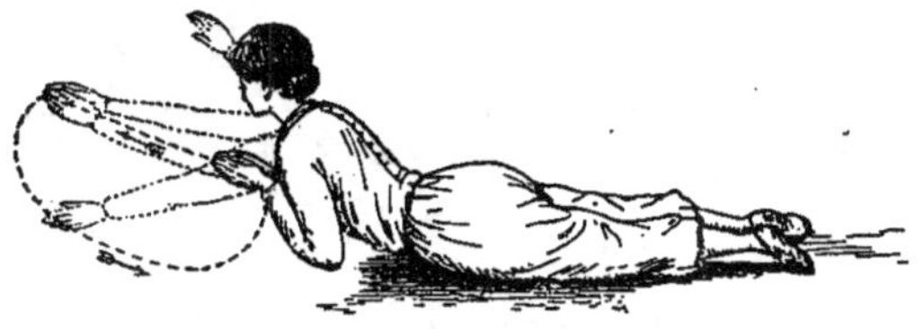

FIG. 132.

réelle, afin de ne pas détacher les omoplates du thorax. Les coudes ne s'appuient jamais par terre, afin d'éviter l'ensellure passive. Pour se reposer l'enfant se couche complètement.

SÉRIE B.

1° Allonger vigoureusement les bras, poings fermés, dans trois directions, chaque mouvement répété dans la même direction de six à dix fois.

2° Lever les deux jambes jointes et tendues (cyphose lombaire).

3° Se lever et se recoucher en s'appuyant sur les mains et

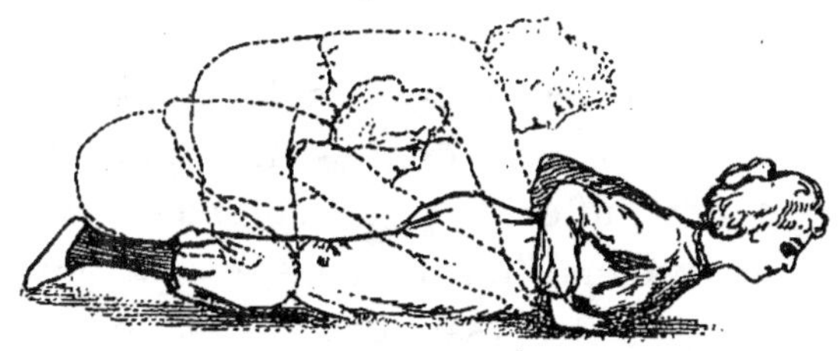

FIG. 133.

sur les genoux de façon que tout le tronc reste tout le temps tendu et parallèle au plancher (lordose) (fig. 133).

4° Les mains appuyées par terre, soulever le thorax en

étendant les coudes, tandis qu'une main appuie vigoureuse-

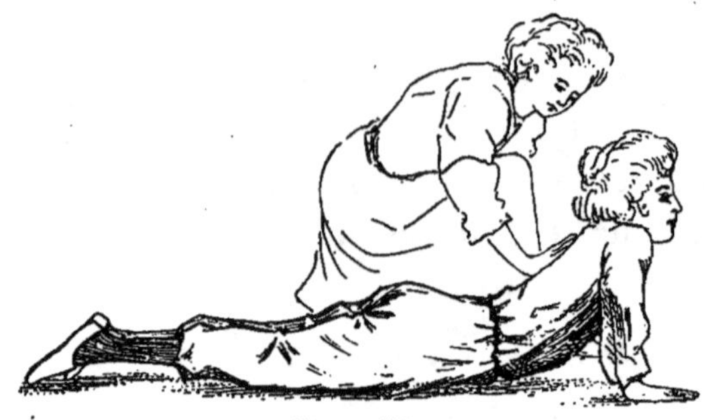

Fig. 134.

ment sur le dos (redressement de la cyphose dorsale) (fig. 134).

Exercices faits debout, avec appui. — L'enfant est, soit simplement adossé au mur, soit attaché au mur ou à un poteau à l'aide d'une ceinture, tant qu'il ne sait pas encore se tenir droit sans s'enseller. Il s'applique au mur par toute la surface postérieure du corps, les bras en supination. Les trois premières séries de mouvements décrits précédemment sont répétées dans cette position (fig. 127, 128, 129). Les mouvements des jambes sont faits des deux côtés, mais plus souvent en levant le membre du côté de la convexité dorsale, en posant par conséquent sur le membre du côté de la convexité lombaire de manière à se hancher dans une attitude corrective de cette convexité; le tronc, dans ce cas, se porte du même côté en redressant la courbure lombaire.

Les mouvements asymétriques du tronc sont fort importants ; suivant la manière dont est faite la flexion latérale du tronc, elle tend à infléchir soit la colonne dorsale, soit la colonne lombaire dans l'un ou l'autre sens. Supposons une scoliose à convexité dorsale droite et à convexité lombaire gauche ; les mouvements doivent tendre à produire une concavité dorsale droite et une concavité lombaire gauche ; la première s'obtiendra par les positions figures 135 et 136 ; la seconde, par les positions figures 137 et 138.

Fig. 135. — Jambes droites, tendues, main droite appuyée sur le thorax aussi loin en arrière et aussi haut que possible, bras gauche sur la tête qui est penchée à gauche légèrement; toutes les courbures tendent ainsi à se renverser. Respirer dans cette position. Ce redressement est plus complet lorsqu'on y ajoute le hanchement comme sur la figure 156.

Fig. 136. — Jambes droites, région lombaire droite, bras en croix, fléchir la partie supérieure du tronc en abaissant l'épaule droite ; le résultat atteint est celui du premier mouvement.

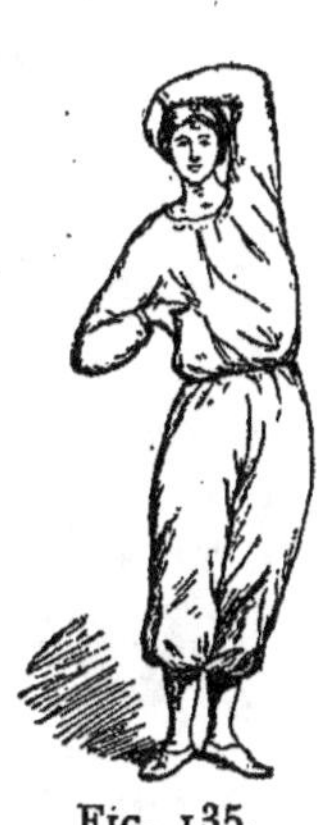
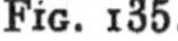
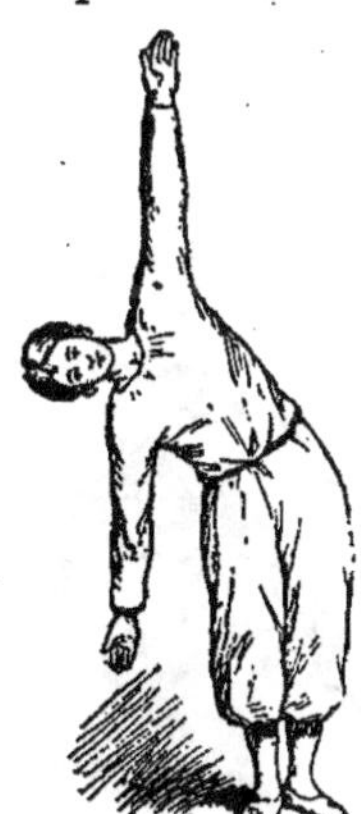

Fig. 135.   Fig. 136.

Fig. 137. — Jambe droite étendue, jambe gauche fléchie sur la cuisse de manière à permettre aux bras tendus de toucher terre ; les bras sont en croix, le thorax bien tendu, raidi, glissant le long du mur, de façon que la flexion ne se produise que dans la région lombaire.

Fig. 138.—Jambe gauche tendue, tout le corps droit et raide, les bras en croix, bascule autour de l'articulation coxo-fémorale gauche ; la jambe droite pendante contribue par son poids à redresser la concavité lombaire droite ; dans un deuxième temps, la flexion latérale atteint le maximum, la jambe droite est levée pour permettre à la main gauche d'arriver à terre.

Ces mouvements ne sont utiles que s'ils sont bien compris par l'enfant et exécutés d'une manière précise; aussi faut-il y renoncer chez les enfants trop jeunes. Il en est de

même des attitudes correctives de la gymnastique suédoise
(Lagrange, fig. 34, 35, 36); les enfants ne les comprennent
pas, et il est curieux de constater sur les sujets nus combien les résultats obtenus par ces attitudes, pourtant si logiquement conçues, sont éloignés des vues théoriques sur les
changements qui devraient se produire; les mouvements que
nous venons de décrire, moins faciles à estropier et deman-
dant un peu d'adresse, sont beaucoup mieux exécutés, peut-
être parce qu'ils ennuient moins. Nous avons supposé une

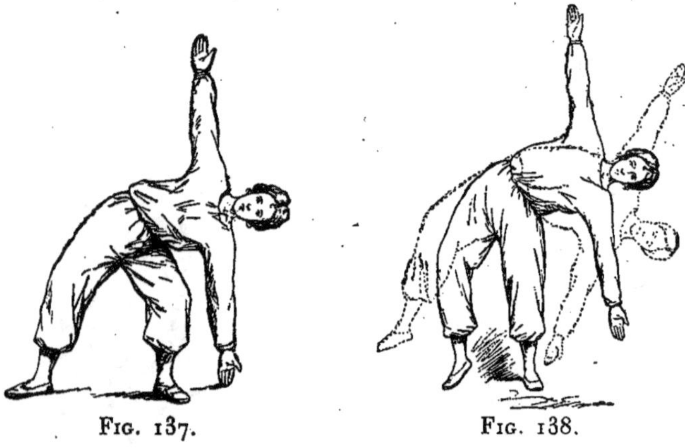

Fig. 137.   Fig. 138.

scoliose droite : il est évident qu'en cas de scoliose gauche,
les deux premiers mouvements se feraient à gauche, les deux
derniers à droite.

Mouvements exécutés sans appui. — Tous
les mouvements que nous venons de décrire,
appris au mur, seront plus tard faits librement,
sans appui aucun, quand l'enfant sera capable
de se tenir sans ensellure notable, et d'exécuter les mouvements de latéralité en restant
dans un même plan. On fera exécuter d'autres
exercices dans cette position.

Fig. 139.

1. Mains croisées derrière la ceinture,
inspiration; bras fortement tendus, expiration (fig. 139).

2. Flexion du tronc ; les bras tendus appliqués sur les côtés de la tête tenue bien droite, le tronc exécute un mouvement de flexion qui amène les doigts réunis par leur face palmaire au contact du sol ; redressement avec la même attitude des bras en s'appliquant à éviter l'ensellure lombaire ; les membres inférieurs restent bien étendus, les pieds un peu écartés ; les mouvements de flexion sont séparés par des mouvements circulaires des bras. Pour ce mouvement, ainsi que pour le suivant, la personne qui surveille l'enfant doit le regarder de profil (fig. 140).

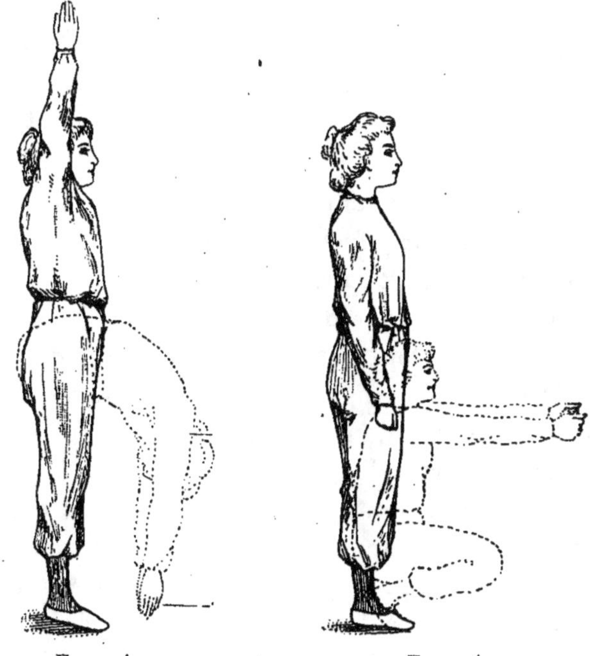

FIG. 140.   FIG. 141.

3. S'accroupir, les bras tendus horizontalement en avant, et se relever en laissant tomber les bras (fig. 141).

4. Flexion du tronc en avant, en arrière et latéralement les mains posées sur les hanches.

5. Abduction des bras avec inspiration, adduction avec expiration (comme fig. 152).

Tous ces exercices sans appareils sont d'abord faits par l'enfant seul ; en opposant une résistance à l'effort musculaire, on peut augmenter à volonté l'efficacité des divers mouvements, à mesure que les forces de l'enfant augmentent.

Exercices dans la station assise. — *a)* L'enfant est assis sur une chaise à dos droit (fig. 142) une ceinture fixant le tronc au dossier ; l'exercice du bâton fait dans cette position applique fortement le dos au dossier de la chaise, reporte les épaules en arrière et redresse la cyphose et la lordose ; l'enfant arrive finalement à faire le mouvement sans être maintenu par la ceinture et sans pourtant s'enseller.

b) Un autre exercice dans la station assise consiste à faire fléchir le tronc sur les cuisses et à opposer une résistance croissante au redressement.

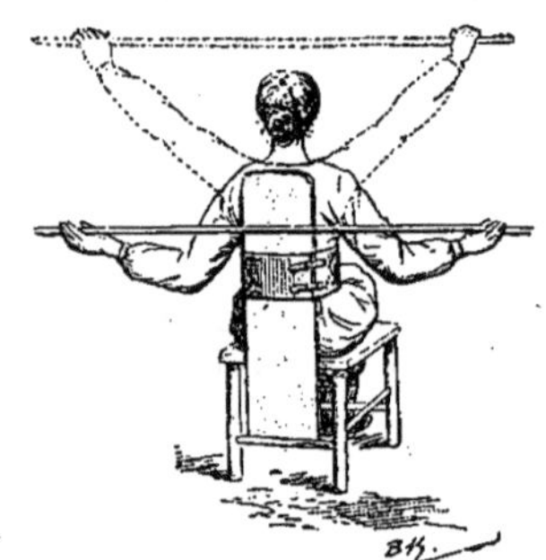

Fig. 142.

c) Les épaules étant maintenues contre le dossier à l'aide d'épaulières (comme fig. 126) l'enfant fléchit la tête et la redresse ensuite pendant qu'une main s'oppose à ce mouvement (cyphose cervicale).

d) En cas de scoliose cervicale droite par exemple, l'enfant appuie sa main droite sur la chaise de manière à fixer l'épaule ; l'aide place son poignet à la base de la nuque et fléchit la tête fortement à droite et un peu en arrière sur ce billot.

Exercices faits à l'aide des appareils.

1° *Suspension verticale.* — Elle se fait de manières très diverses, le plus efficacement à l'aide de l'appareil classique de Sayre, car le mouvement est complètement passif, tout le poids du corps tendant à allonger la colonne vertébrale et à redresser ses courbures ; les bras sont allongés derrière le corps, les doigts croisés ; il faut se garder de trop lever les épaules mais il est utile d'en lever une plus haut que l'autre pour corriger l'attitude inverse. L'enfant reste suspendu dix minutes pour aller ensuite à d'autres exercices et revenir à la suspension au besoin plusieurs fois. Depuis Beely on a ajouté à l'extension le redressement des courbures, au moyen

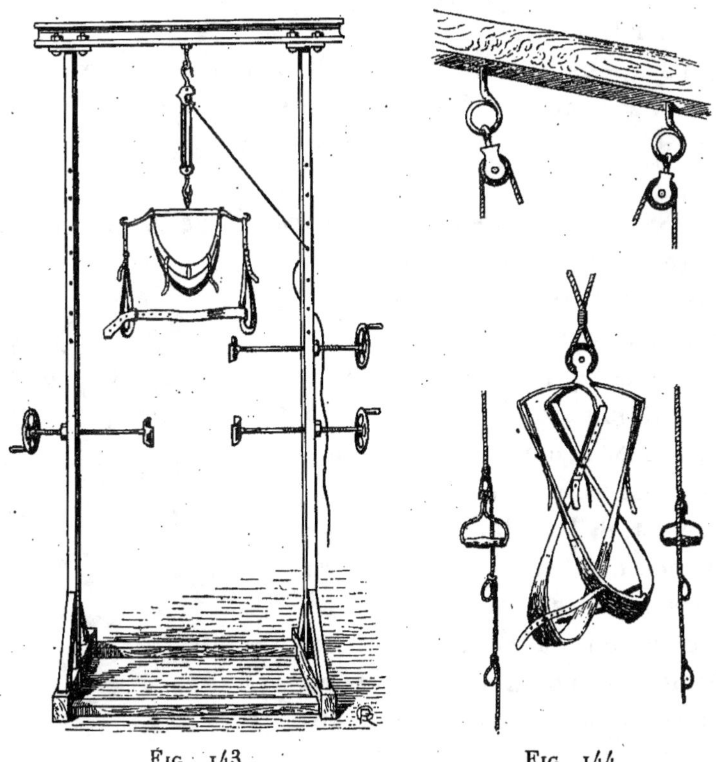

Fig. 143.

Fig. 144.

de plusieurs cuillères placées au sommet des différentes courbures (fig. 143, appareil de Kirmisson, L'appareil de Schmitt (fig. 144), au moyen duquel l'enfant, suspendu par la tête, monte et descend en tirant lui-même sur des cordes passées sur des poulies de renvoi, produit également l'extension, sous une forme plus agréable pour l'enfant et plus utiles dans les déviations cervicales ; il faut que l'enfant s'enlève non pas brusquement mais au contraire le plus lentement possible en s'attachant en quelque sorte à ne pas quitter le sol — l'extension atteint le maximum d'énergie à ce moment de l'exercice ; puis l'enfant monte complètement en fléchissant les coudes et descend enfin en fléchissant les genoux jusqu'à l'extension complète des bras. La flexion des genoux évite l'usage d'un tabouret, qui risque toujours de basculer (fig. 170).

La suspension à l'échelle orthopédique, à un trapèze, aux anneaux, tiendra au besoin lieu de la suspension de Sayre, mais il n'y a plus d'action sur la colonne cervicale.

2° *Suspension latérale sur l'appareil de Lorenz* (fig. 145, d'après une photographie). C'est l'exercice passif le plus efficace pour corriger la déviation latérale, et le seul qui agisse sur la déformation costale. Lorenz va trop loin en le considérant comme le seul exercice utile à un scoliotique, et il l'applique avec une violence qui transforme la barre transversale en instrument de supplice ; en allant doucement, on y habitue les enfants sans les faire souffrir et on obtient d'excellents résultats au point de vue du re-

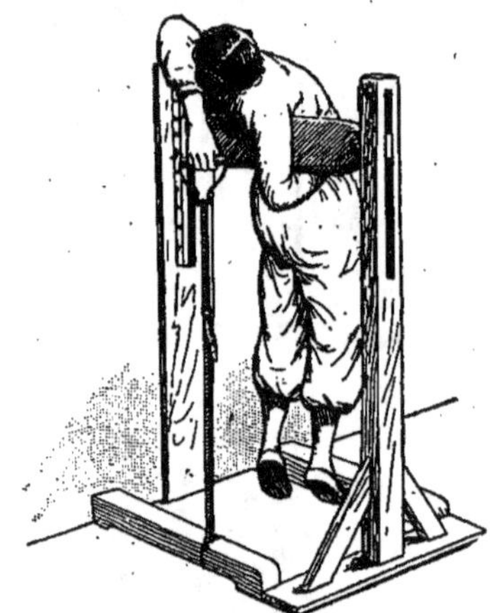

Fig. 145.

dressement ; mais c'est un redressement passif, qui n'augmente en rien la force musculaire et qui doit être absolument accompagné de la gymnastique générale et active. En supposant une scoliose droite, l'enfant se place sur le seuil de l'appareil, saisit la poignée de la main gauche par-dessus la barre transversale, passe la tête et le bras droit sous l'anse formée par le bras gauche et se trouve ainsi retourné, le côté droit du dos contre la barre autour de laquelle le bras droit s'enroule ; les pieds quittent alors le seuil et l'enfant se trouve suspendu ; mais rien ne lui est plus facile que de remettre les pieds sur le seuil et de quitter la barre. Au début, il prend simplement cette attitude et s'exerce à respirer ainsi, puis en raccourcissant la courroie, on l'habitue à une compression plus forte du côté ; on le soutient quand les pieds quittent le sol ; finalement l'enfant se suspend complètement, arrive à respirer largement dans cette position, qu'il conserve pendant une, deux et même jusqu'à cinq minutes surtout quand on le soutient à l'aide d'une seconde courroie (fig. 146) qui décharge

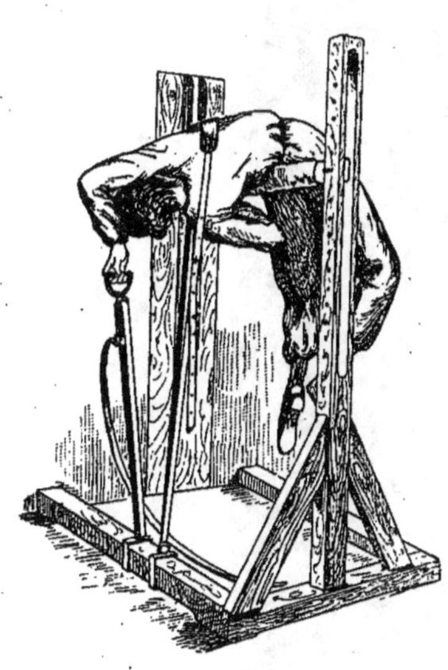

FIG. 146.

le bras gauche ou simplement lorsqu'on tient l'enfant en appuyant une main sur son épaule gauche, puis il descend un instant et recommence ainsi pendant dix minutes. Lorenz joint à la suspension la compression manuelle vigoureuse de la gibbosité costale antérieure. On peut aussi faire pendre l'enfant de manière qu'il s'appuie directement sur la gibbosité antérieure. La barre, que l'on peut facilement placer à la hauteur voulue, répond à la région axillaire, la poignée arrive un peu au-dessous du niveau inférieur de la barre ; suspendu, l'enfant s'appuie alors sur sa gibbosité dorsale ; il faut veiller à ce que l'enfant soit couché sur le sommet de sa voussure costale et ne se retourne ni sur le côté ni sur le dos. L'appareil, très facile à construire, s'installe commodément dans l'encadrement d'une porte étroite ; un coussin dur remplace le seuil ; un anneau amovible, fixé au plancher, supporte la courroie à poignée ; une personne assise sur une chaise basse et tenant l'enfant par la main, peut remplacer la courroie ;

c'est ce qu'il faut faire, d'ailleurs, quand il s'agit d'habituer à la suspension un enfant jeune, qui lâche la poignée à chaque instant et pourrait se faire du mal. Quand il s'agit de corriger une scoliose lombaire, le rouleau ci-dessus indiqué se trouve trop gros ; on lui substitue une barre dont le périmètre n'est que de 3o centimètres et qui est faite d'une barre en bois à coupe ovale recouverte d'une ou plusieurs épaisseurs de molleton (fig. 146).

3° *Siège oblique* de Zander-Barwell (fig. 147). Cet appareil,

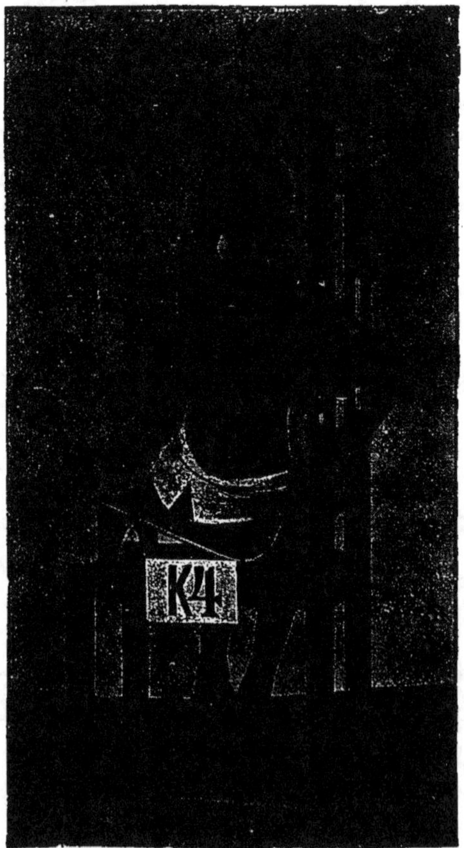

Fɪɢ. 147.

beaucoup plus compliqué que le précédent, corrige à la fois

la courbure lombaire et la courbure dorsale ; son action est moins énergique que celle de la barre de Lorenz.

4° *Extension active*. La ceinture norvégienne de Tydmann (fig. 148 et 149) répond à cette indication ; la ceinture fixée autour du bassin, les petites courroies passant par-dessus les crêtes iliaques, l'enfant tire fortement sur les pendeloques pour étendre les bras et allonge ainsi sa colonne vertébrale.

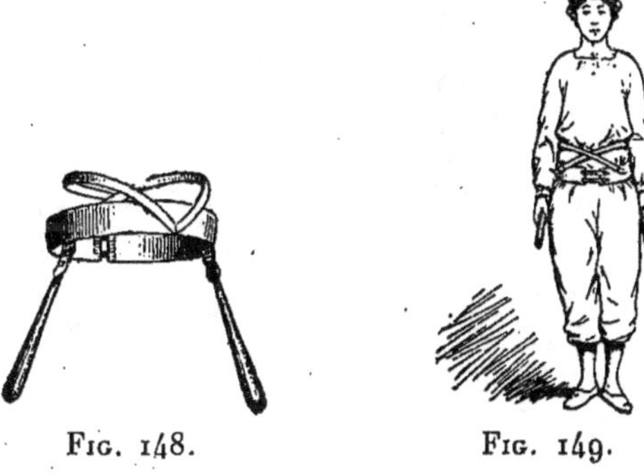

FIG. 148.   FIG. 149.

Il est bon de faire marcher l'enfant durant cet exercice sur la pointe des pieds.

5° *Extension au poteau*. En partant de la position de repos, l'enfant lève les bras tendus, en décrivant une demi-circonférence, accroche les mains dans les rainures que présente la face interne des deux montants et s'allonge le plus possible, en essayant de remonter les doigts ; il arrive ainsi à la traverse à laquelle il se suspend ; après une inspiration dans cette attitude, les bras reviennent à la première position ; la ceinture empêche l'enfant de se cambrer et la cyphose subit un redressement puissant dans cet exercice. Un poteau quelconque, le montant d'une porte, remplace suffisamment l'appareil figuré qui a l'avantage de permettre à l'occiput de se placer dans l'intervalle des montants. Cet exercice est indiqué par M. Kirmisson (*Loc. cit.*, p. 820, fig. 259), mais le poteau a été légèrement modifié par l'adjonction de la traverse à suspension. L'enfant se suspend à

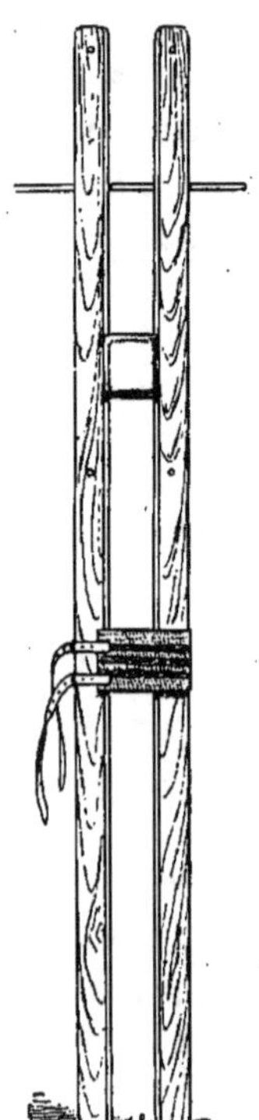

Fig. 150.

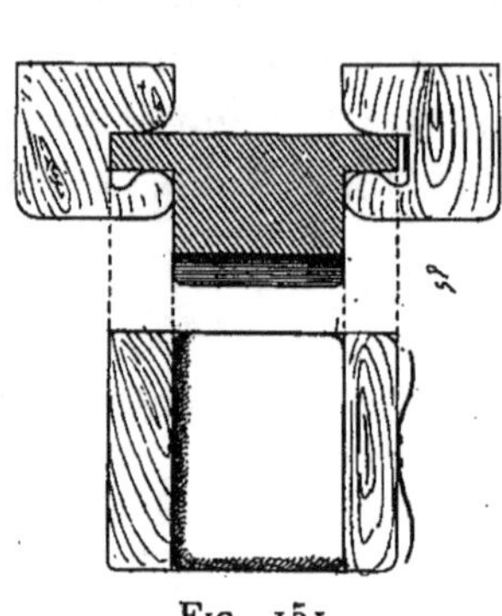

Fig. 151.

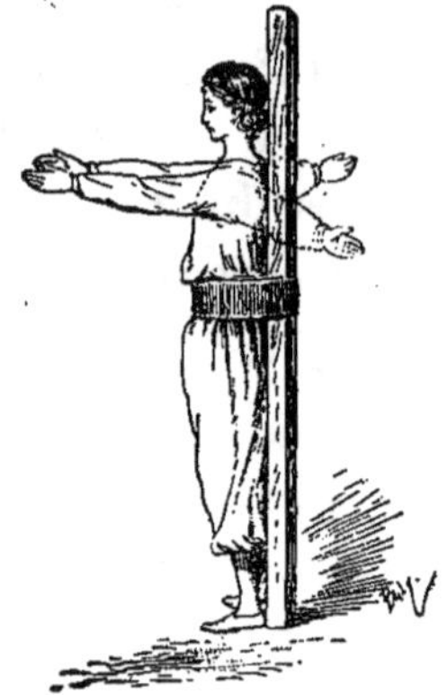

Fig. 152.

cette tige de fer et exécute dans cette position divers mouvements des membres inférieurs (fig. 150 et 151).

Cette extension active au poteau alterne avec des mouvements respiratoires décrits plus haut (fig. 152).

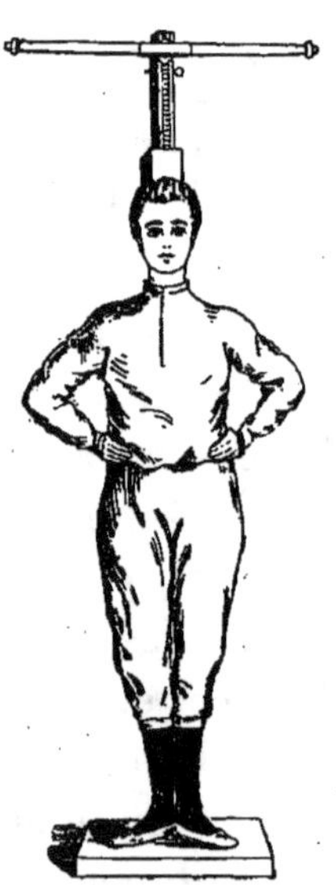

Fig. 153.

6º L'exercice d'extension, de grandissement fait à l'aide de la « *toise orthopédique* » (fig. 153) est certainement un des meilleurs exercices d'extension active. « Le sujet se place dans l'attitude du conscrit dont on veut mesurer la taille, et s'efforce de se grandir sans que les talons quittent la terre. Son effort se traduit par l'extension forcée de la colonne vertébrale, et on en constate le résultat grâce au mouvement ascensionnel d'un curseur qui glisse à frottement le long d'une échelle graduée par la poussée du sommet de la tête... le curseur s'élève parfois de plusieurs centimètres... On peut rendre cet effort d'extension vertébrale plus énergique, en surchargeant le curseur d'un poids adapté à la force du sujet. » (Lagrange).

7° L'extension se fait encore au moyen de *l'échelle ortho-pédique* (fig. 154). L'enfant pose les pieds sur un échelon de chaque côté de la planche, saisit un autre échelon avec ses mains les coudes étant fléchis ; il se suspend ensuite en

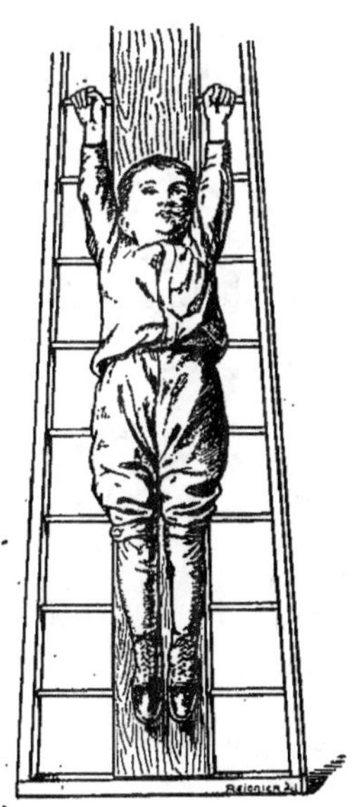

Fig. 154.

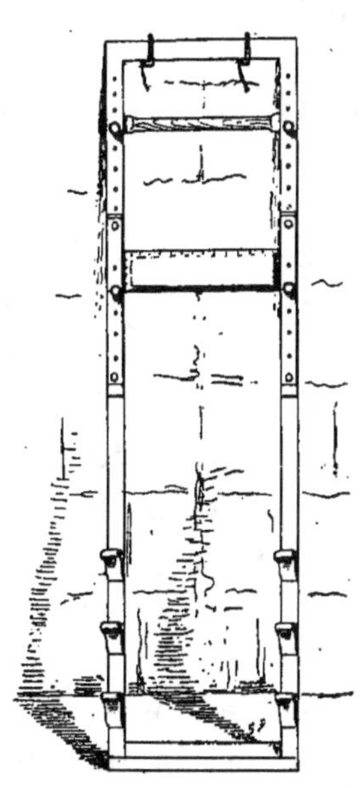

Fig. 155.

portant les pieds joints sur la planche et descend lentement jusqu'à l'extension complète des bras ; après un temps de suspension il repose les pieds sur un échelon et recommence la descente.

Un autre exercice consiste à monter et à descendre derrière l'échelle, à s'y suspendre par les mains en essayant de mettre les deux pieds à la fois sur un échelon à leur portée (lordose).

8° *L'échelle à traverse dorsale* (fig. 155), est un des meilleurs exercices pour les cyphotiques. Les mains saisissent la barre, les pieds posés sur les marchepieds, la planche placée au niveau du point culminant de la cyphose ; puis l'enfant descend les pieds et se trouve suspendu en redressant sa courbure dorsale ; on peut augmenter la puissance de ce redressement en inclinant l'appareil davantage, ou en se balançant. L'appareil, tel qu'il est construit couramment possède une planche beaucoup trop large, si bien que toute la hauteur du dos s'y appuie et les mouvements ne peuvent se passer que dans la région lombaire ; il faut réduire la largeur de la planche à 12 ou 15 centimètres.

9° *Extension et flexion du tronc.*

a) Se coucher à plat ventre sur la table (fig. 156), les jambes fixées à l'aide d'une sangle au-dessus du cou-de-pied, le tronc dépassant la table à partir des épines iliaques, les bras tendus derrière le dos ; fléchir le tronc jusqu'à la verticale, relever la tête d'abord, se redresser ensuite lentement, en allongeant fortement les bras, respirer largement au maximum du redresse-

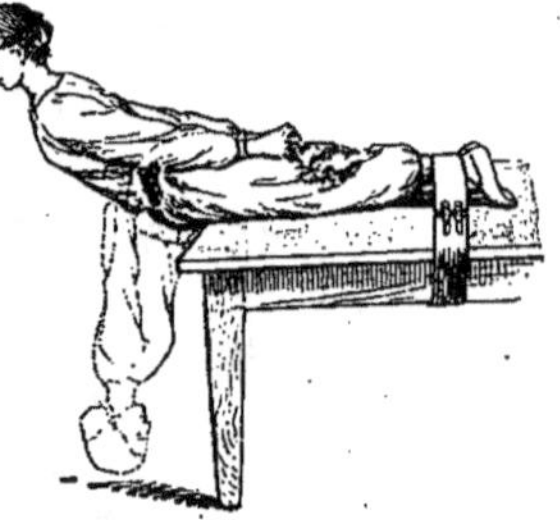

Fig. 156.

ment ; recommencer trois fois de suite, six fois plus tard ; pour se reposer, se mettre à genoux sur la table. Quand il existe une ensellure notable, il faut limiter l'extension à la ligne d'horizon, et ne pas permettre l'hyperextension.

b) S'asseoir sur la table les jambes tendues (fig. 157), les bras allongés derrière le dos, le dos tendu, la tête droite ; se coucher ainsi, respirer, revenir à la première position ; l'enfant a toujours tendance à faire le dos rond dans cet exercice, ce qui est tout à fait nuisible ; aussi faut-il le surveiller, le soutenir au début, n'arriver à l'extension complète que très lentement.

c) Se coucher sur le côté (fig. 158), répondant à la concavité principale ; l'effet du mouvement s'explique de lui-même : c'est une attitude de surcorrection de la courbure. Le plus

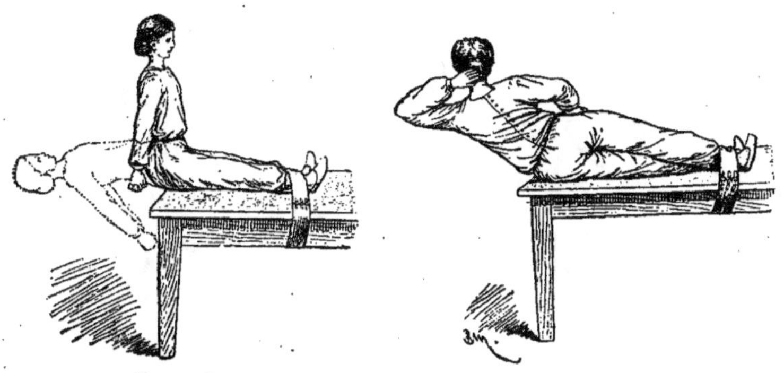

FIG. 157.

FIG. 158.

difficile à faire de tous, cet exercice demande à être surveillé constamment et appris graduellement.

Le redressement passif très énergique se fait enfin sur la 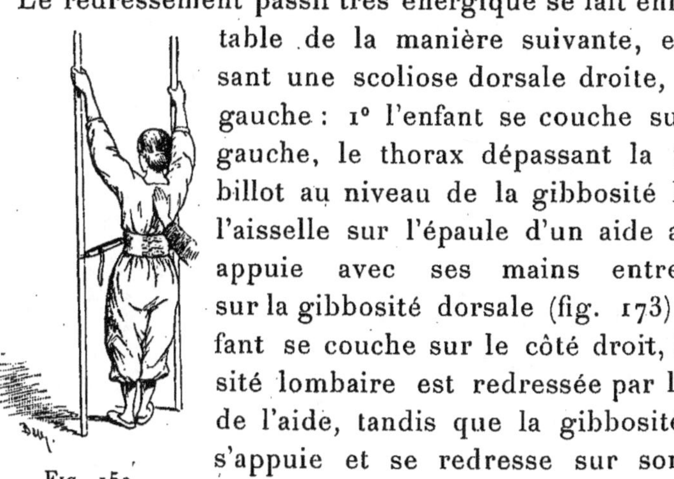 table de la manière suivante, en supposant une scoliose dorsale droite, lombaire gauche : 1° l'enfant se couche sur le côté gauche, le thorax dépassant la table, un billot au niveau de la gibbosité lombaire, l'aisselle sur l'épaule d'un aide assis, qui appuie avec ses mains entre-croisées sur la gibbosité dorsale (fig. 173) ; 2° l'enfant se couche sur le côté droit, la gibbosité lombaire est redressée par les mains de l'aide, tandis que la gibbosité dorsale s'appuie et se redresse sur son épaule (fig. 174).

FIG. 159.

10° *Extension du tronc et de la tête.* L'enfant saisit les perches et se porte en avant (fig. 159) autant que le permet

PLANCHE XXVII

EXERCICES DES CYPHOTIQUES. DÉTORSION

PLANCHE XXVII

Exercices des cyphotiques. Détorsion.

Fig. 160. — L'enfant se place devant un mur à une distance qui permet au corps d'être vertical tandis que les mains s'appuyent au mur à la hauteur des yeux ; l'enfant fléchit ensuite les coudes et approche les épaules et la tête du mur sans se cambrer ; il se redresse enfin pendant qu'un autre enfant résiste à ce mouvement en appuyant sur la nuque du premier.

Fig. 161. — Exercice analogue au précédent, la résistance portant sur la région dorsale ; les deux enfants figurées sont fortement cyphotiques et l'on voit le redressement produit par cet exercice.

Fig. 162. — Mouvement de torsion correctif d'une scoliose gauche lombodorsale ; on provoque ainsi une torsion en sens contraire ; cet exercice peu énergique acquiert pourtant de la valeur lorsqu'on le répète souvent ce qui est facile à tout moment de la journée, quand l'enfant est habillée, qu'elle soit debout ou assise : pour rendre la torsion efficace sur l'enfant debout il faut immobiliser le bassin, ce qui est facile en appuyant d'avant en arrière sur le côté droit du bassin quand le tronc doit être tourné vers la gauche et inversement.

Fig. 163. — Attitude corrective de Hoffa : le hancher gauche corrige, transforme en concavité la convexité lombaire gauche, la main droite appuyée sur la gibbosité droite qu'elle réduit, tandis que l'élévation du bras gauche concourt aussi à la correction de la convexité dorsale droite. Hoffa indique toute une série d'attitudes correctives fort bien comprises (Voir son traité d'orthopédie).

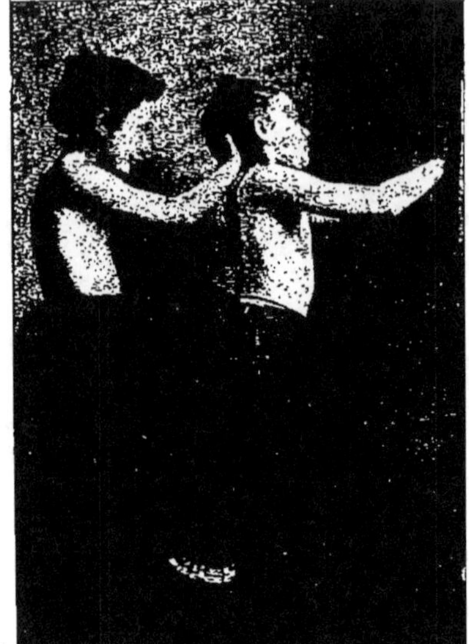

Fig. 160.

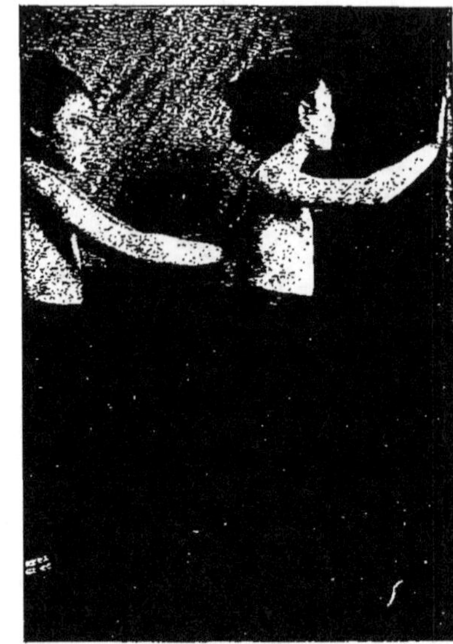

Fig. 161.

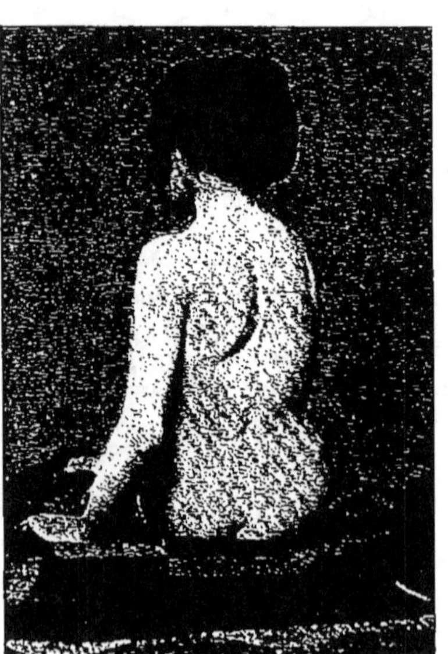

Fig. 162.

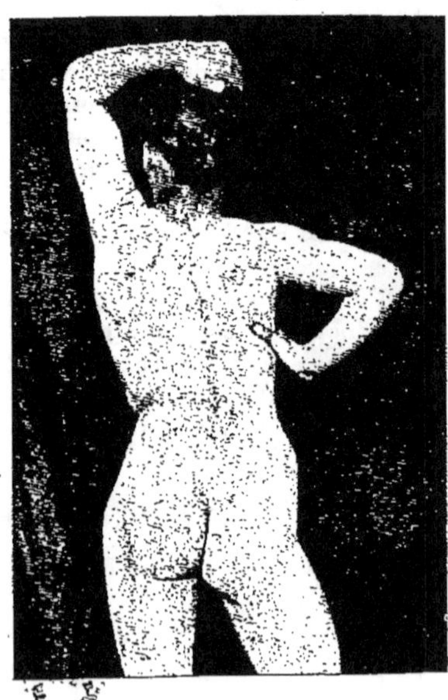

Fig. 163.

la ceinture dont on allonge à volonté les boucles latérales ;
il revient tout d'une pièce, sans rejeter le bassin en arrière,
pendant qu'on appuie tantôt sur le dos, tantôt sur l'occiput
en augmentant graduellement la résistance.

Un encadrement de porte peut remplacer les perches ; on
peut aussi simplement placer l'enfant devant un mur, faire
appuyer les mains à plat plus ou moins haut, les pieds éloignés du mur de la longueur des bras ; l'enfant rapproche le
corps du mur, en fiéchissant les bras sur les avant-bras, sans
changer les pieds de place, et se redresse pendant qu'on appuie sur le dos ou sur l'occiput (fig. 160, 161).

Dans les cas de bassin latéralement dévié, (*amesial pelvis, de
Barwell*) on a recours à l'exercice représenté par la figure 119 ;
le bassin étant dévié à gauche, le sujet met son pied gauche au
contact du mur de même
que l'épaule gauche,
tandis qu'un coussin dur
est interposé entre le
mur et la région trocan-
térienne, le bassin étant
ainsi déplacé à droite.
Cette attitude ne peut être
gardée sans l'aide d'une
autre personne.

L'appareil de Larghia-
der (fig. 164), les cordons
élastiques Whitely (fig.
165), permettront d'ajou-
ter des exercices très
variés s'adressant au dé-

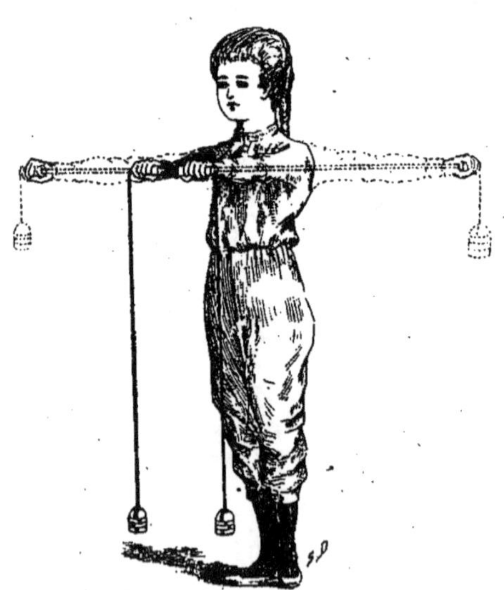

Fig. 164.

veloppement général des muscles du tronc et des membres.

Le massage et l'électrisation des muscles faibles, de ceux
du dos en particulier, sont des adjuvants fort appréciables
du traitement par l'exercice.

Quant à l'ordre dans lequel il faut exécuter les exercices il n'y a évidemment pas de règle fixe ; il faut seulement songer à faire alterner les muscles qui se fatiguent dans chaque espèce de mouvement et à faire suivre les exercices fatigants par d'autres qui ne demandent que peu d'efforts ; ainsi en descendant de la barre transversale, l'enfant fait des exercices par terre ; après les exercices pénibles de la table on passe au poteau, à la chaise ou à quelques mouvements libres, etc. Au début, l'enfant ne travaille ainsi que deux quarts d'heure par jour, puis on augmente graduellement le nombre et la durée des exercices jusqu'à 1 h. 1/2 à 2 heures par jour suivant les cas, bien entendu. En dehors des heures entièrement consacrées au traitement, les scoliotiques doivent songer à prendre dans la journée, aussitôt qu'ils ont quelques instants inoccupés, des attitudes correctives de leur déformation ; quand il s'agit d'enfants élevés chez eux, on placera les appareils dans la salle d'étude ou à proximité, de manière que les enfants s'en servent le plus souvent possible, quand ce ne serait que pendant quelques instants.

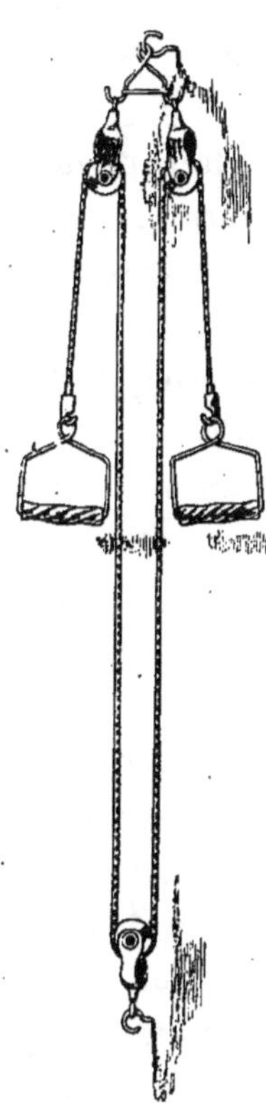

Fig. 165.

Attitudes correctives.

A ces exercices il est utile d'ajouter des attitudes correctives, il faudrait dire surcorrectives, que l'enfant prend en dehors des heures d'exercices.

On lui recommandera *le hancher* du côté de la convexité lombaire, c'est-à-dire qu'il s'appuiera sur la jambe gauche lorsque la convexité est gauche, tandis qu'il tiendra le genou droit fléchi, tout en maintenant le talon droit au contact du sol. Le hancher habituel correctif est au début fatigant et incomplet car la colonne lombaire déviée dans un sens, ne se plie que difficilement en sens inverse (fig. 118); on voit l'enfant reprendre à chaque instant son hancher primitif; cette attitude corrective maintenue avec persévérance, donne d'excellents résultats dans les déviations lombaires pures ou principales.

Dans la scoliose d'origine statique, une bonne part du redressement revient tout simplement au *hausse-pied* bien choisi. Les figures 52 et 53 représentent une enfant dont la scoliose droite disparaissait au début presque totalement sous l'influence d'un hausse-pied; mais dans ce cas l'obliquité du bassin corrigée, l'enfant n'en a pas moins continué à se déformer dans la même direction, jusqu'à nécessiter l'application d'un corset plâtré pour arrêter le mal. Les figures 48, 49, 5oo sont celles d'une enfant dont le raccourcissement est de 7 centimètres à droite, pourtant un hausse-pied de 7 centimètres est de trop, puisque la scoliose lombaire droite se transforme en scoliose gauche et l'enfant tombe à gauche, à peine capable de se tenir, tandis qu'un hausse-pied de trois centimètres met l'enfant d'aplomb en corrigeant complètement la convexité lombaire; j'ajoute que cette fillette ne boitait presque pas. Les faits de ce genre ne s'expliquent que si l'on admet une déformation cunéiforme très prononcée des dernières vertèbres lombaires si bien que l'obliquité de la surface du sacrum se trouve en grande partie corrigée. Dans l'exemple cité l'écart entre le raccourcissement et le hausse-pied utile est exceptionnellement grand, mais il existe souvent à un degré moindre; aussi après avoir mesuré la différence de hauteur des épines iliaques, faut-il toujours vérifier si le hausse-pied ainsi indiqué n'est pas trop élevé.

Dans la station assise l'enfant se servira, sinon continuellement, du moins pendant une heure ou deux, d'un *siège oblique* très élémentaire, fait en ajoutant à la chaise un plan plus ou moins incliné ; on assemble simplement trois planches (fig. 166), qui forment sur la coupe un triangle dont la base a été choisie de façon à surcorriger la scoliose lombaire ; les grandes planches ont les dimensions du siège et la supérieure est recouverte de peluche ou de drap disposé de haut en bas à rebrousse-poil.

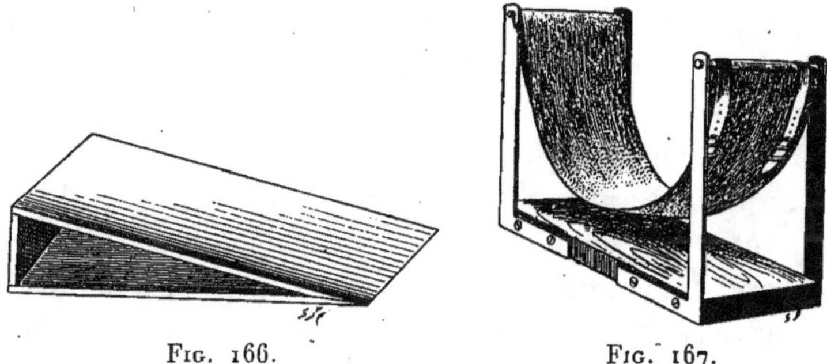

Fig. 166.   Fig. 167.

Dans le decubitus, au lieu de rester symétriquement placé, l'enfant adopte l'une des positions correctives (fig. 21, 22, 135); ou bien il se couche sur le côté en plaçant un billot ou la barre de l'appareil de Lorenz, au niveau de la gibbosité dorsale ou lombaire, suivant les cas.

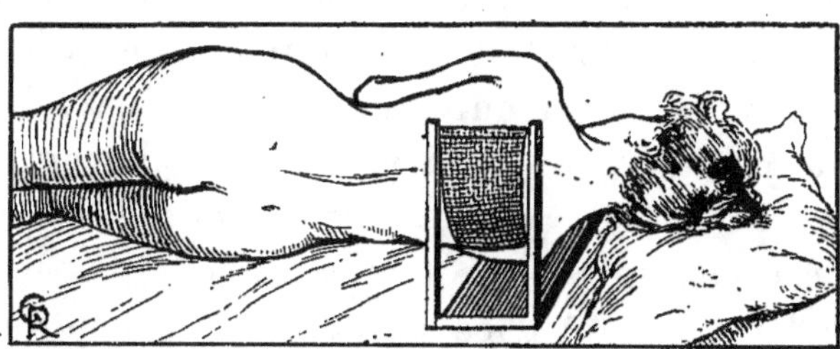

Fig. 168.

Pour la nuit Barwell recommande la *sangle* (fig. 167, 168) qui se place dans le lit et sur laquelle l'enfant repose par la convexité de sa déviation.

On peut enfin confectionner une *gouttière plâtrée* un demi-corset moulant le dos et les côtés dans une attitude de correction et dans laquelle l'enfant se couche pour la nuit, la face antérieure du thorax étant dégagée et par conséquent la respiration restant libre.

Voyons maintenant sur quelques exemples l'effet immédiat des divers moyens de redressement.

Les figures 169, 170, 171, 172, 173, 174, nous montrent l'effet des exercices d'extension et de redressement sur une enfant atteinte de scoliose grave dorsale droite, lombaire gauche et cervicale droite.

Les figures 176, 177, 178, 179, 180, 181, 182, 183 appartiennent à des enfants atteintes de cyphose, de lordose et dos rond très prononcés et qui exécutent les mouvements qui redressent le plus énergiquement leurs incurvations.

LE CORSET ORTHOPÉDIQUE

Dans les cas de scolioses au début, au premier degré, le traitement par l'exercice suffit à redresser les déviations et à maintenir la bonne attitude acquise, à condition, bien entendu, qu'il soit continué indéfiniment, jusqu'au développement complet de l'individu. Dans les cas plus inquiétants, au 2ᵉ degré, on peut y arriver également en faisant 1 h. 1/2 à 2 heures de gymnastique par jour, en faisant en plus garder le repos un certain temps dans la journée, en surveillant l'enfant à tous les points de vue continuellement. Les enfants alors ne portent aucun corset ferme, on se borne à une brassière qui tient les vêtements.

Dans les cas plus graves, lorsqu'il existe déjà une gibbosité prononcée, lorsque la scoliose est en voie d'accroissement, à plus forte raison lorsqu'elle s'aggrave malgré le traitement, il ne faut pas hésiter à recourir au corset orthopédique, amovible. Il maintient l'attitude correcte dans l'intervalle des exercices, surtout pendant la station assise, que l'on ne peut éviter. Il n'est pas possible, en effet, de supprimer toute étude pour tous les enfants déviés pendant une longue période de temps, sans grand préjudice pour leur avenir.

Enfin, dans les scolioses au deuxième degré grave et dans les scolioses du troisième degré, le seul traitement efficace consiste dans l'emploi du corset inamovible appliqué après mobilisation et redressement de la colonne vertébrale. Nous allons donc nous occuper de ces deux genres de corsets.

Corset amovible. — Nous n'allons pas passer en revue le nombre infini de corsets orthopédiques que l'on a inventés dans tous les pays — soigneusement faits, bien surveillés et continuellement corrigés ils peuvent tous répondre au but qui est de maintenir une attitude à peu près correcte, obtenue par le redressement à l'aide des appareils de gymnastique. Mais il ne faut pas leur demander autre chose ; il ne faut pas croire qu'il soit possible avec le seul secours d'un de ces appareils d'empêcher le développement d'une gibbosité, et à plus forte raison d'exercer une pression suffisante pour redresser une scoliose avancée. On ne peut pas assimiler le redressement manuel que l'on obtient sur l'enfant à l'effet des plaques de pression des appareils; dans le premier cas le point d'appui est extérieur à l'enfant, tandis que, dans le second cas, le point d'appui est pris sur l'enfant même ; toute la question est là, car ce sont les parties les plus mobiles qui cèdent : le thorax en entier se déplace ou se tord pour échapper à la pression, mais la bosse ne cède pas ou très peu. Lorsque les appareils ne sont pas fortement ferrés, bardés d'acier, lorsqu'ils sont en coutil baleiné, munis encore de tissu élastique, ils sont aussi inutiles qu'insupportables, ils se moulent sur la bosse en étouffant l'enfant.

PLANCHE XXVIII

EXERCICES DES SCOLIOTIQUES

PLANCHE XXVIII

Exercices des scoliotiques.

Fig. 169. — Fille de 14 ans. Scoliose dorsale droite au 3ᵉ degré, cervico-dorsale gauche et lombaire gauche. Très peu mobile au début, mobilisée en quelques mois, de sorte qu'on constate sur les figures suivantes la disparition complète et le renversement des courbures sous l'influence des diverses attitudes, quoique le redressement spontané n'existe point encore. ·

Fig. 170. — La même, suspendue dans l'appareil de Schmitt; c'est le seul exercice qui agisse puissamment sur les déviations cervicales.

Fig. 171. — La même sur la barre de Lorenz, la gibbosité droite portant sur la barre.

Fig. 172. — La même sur la petite barre, s'appuyant sur la barre par la gibbosité lombaire gauche, complètement renversée.

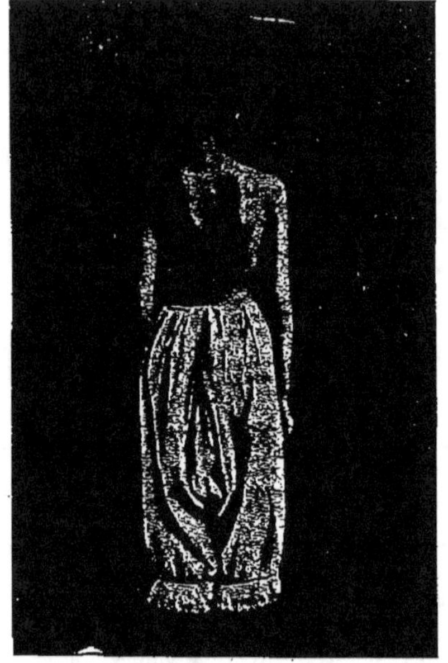

Fig. 169.

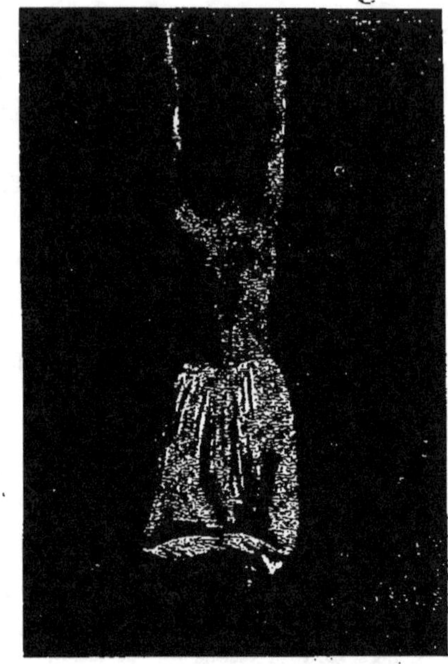

Fig. 170.

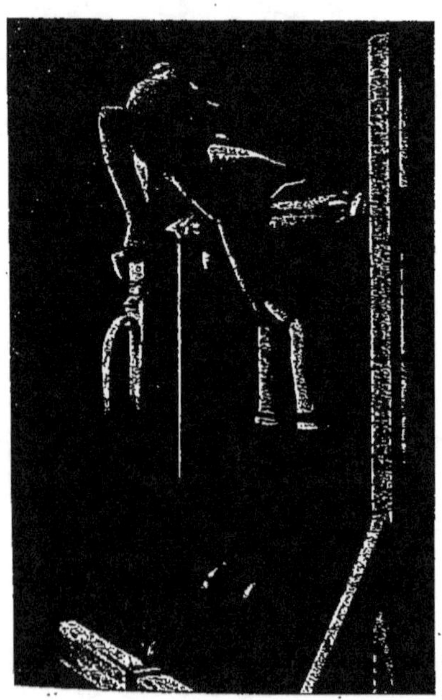

Fig. 171.

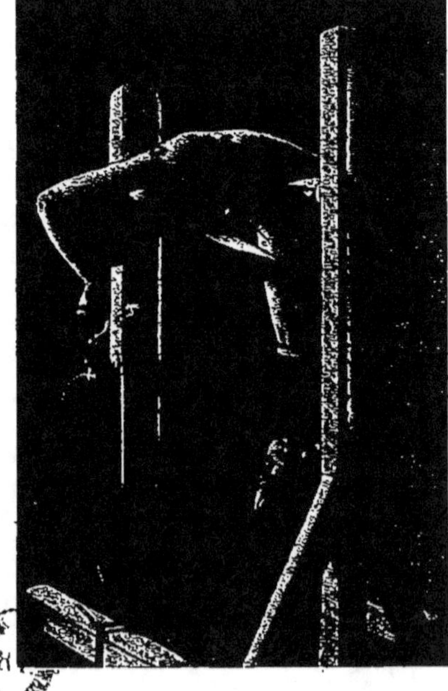

Fig. 172.

Nageotte.

PLANCHES XXIV et XXX

EXERCICES DES SCOLIOTIQUES

Exercices des scoliotiques.

Fig. 173. — La même enfant que pl. XXX. La gibbosité dorsale droite est sur-corrigée par la pression des mains, tandis que la gibbosité lombaire gauche se corrige sur le rouleau.

Fig. 174. — La même couchée sur le côté droit, la déviation dorsale en partie corrigée par l'attitude du tronc et des bras ; il se forme, ainsi qu'il est facile de le voir, une saillie de la moitié gauche du dos par élévation du bras gauche, tandis que la convexité de la région lombaire gauche est puissamment surcorrigée par les mains.

Fig. 175. — Radiographie de la même. — Cette photographie Roentgen, due à l'obligeance de M. Contremoulin, a été faite sur l'enfant étendue, dans le décubitus dorsal ; les courbures sont beaucoup plus accusées dans la station verticale, mais les tentatives de radiographie dans cette position ont échoué. Voir les photographies de la même enfant, figures 66, 67, 68.

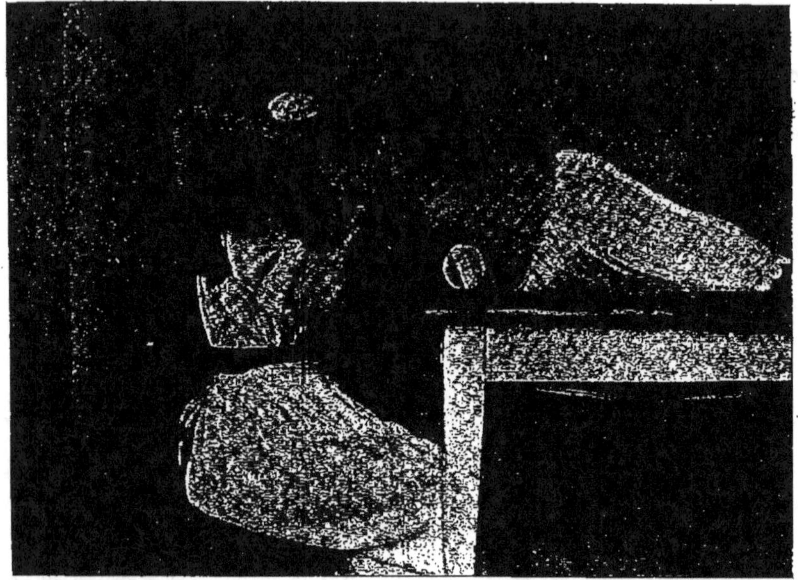

Fig. 173.

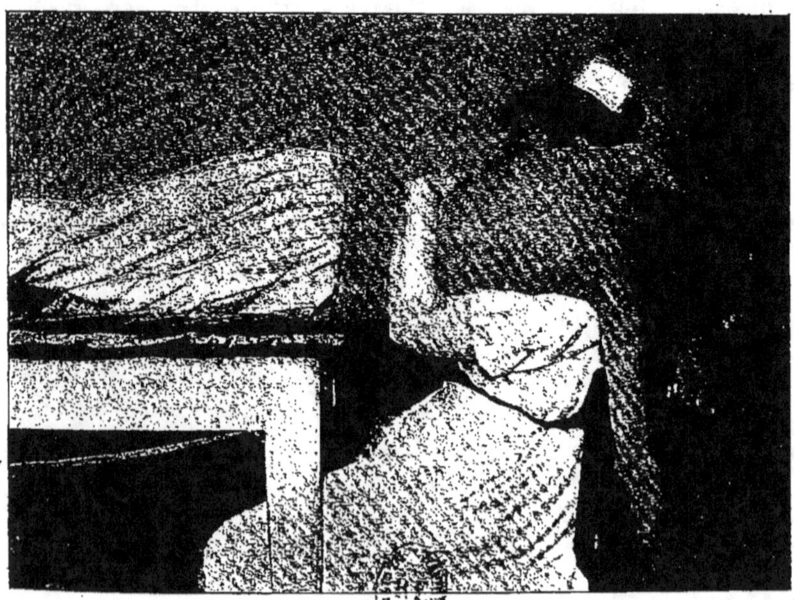

Fig. 174.

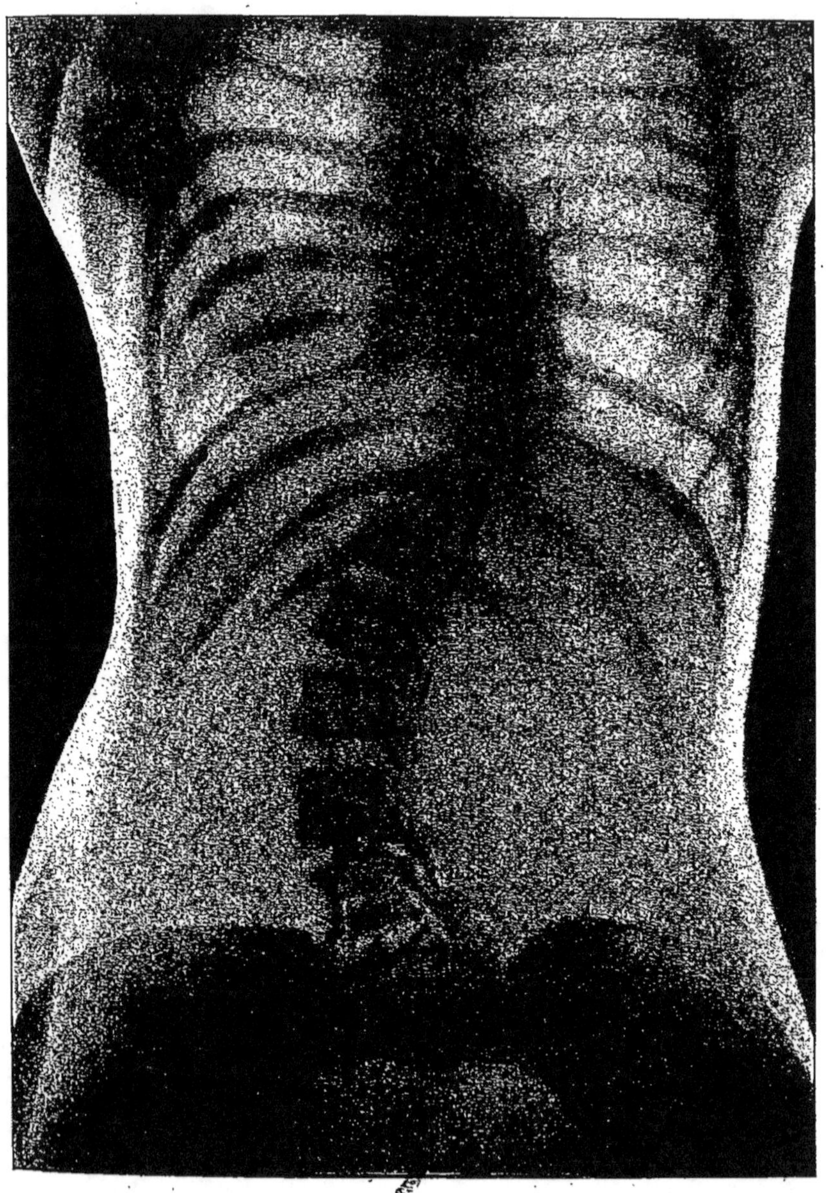

Fig. 175.

PLANCHE XXXI

TRAITEMENT DE LA CYPHOSE ET DE LA LORDOSE

PLANCHE XXXI

Traitement de la cyphose et de la lordose.

Fig. 176. — Fille de 9 ans (la même, fig. 255-256).

Fig. 177. — La même suspendue à l'appareil de Schmitt, la cyphose cervico-dorsale est complètement effacée, la lordose l'est en grande partie : on se rend compte du travail musculaire des bras et des muscles de la ceinture scapulaires.

Fig. 178. — La même vue de profil dans la suspension de Schmitt, au maximum de l'extension passive ; l'ensellure lombaire a disparu.

Fig. 179. — La même dans l'extension au poteau, qui a été, au début, fort pénible à cette enfant, car dans cette attitude la région lombaire ne s'applique au poteau que lorsque la ceinture est bien serrée. C'est des épaules que se plaignent surtout les enfants lorqu'ils s'abandonnent en se suspendant à la traverse.

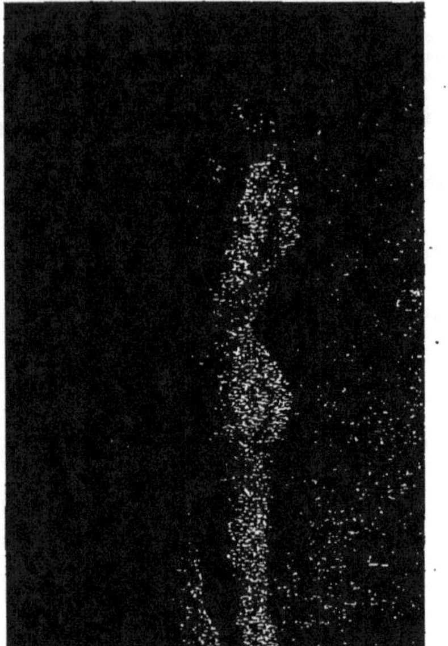

Fig. 176.

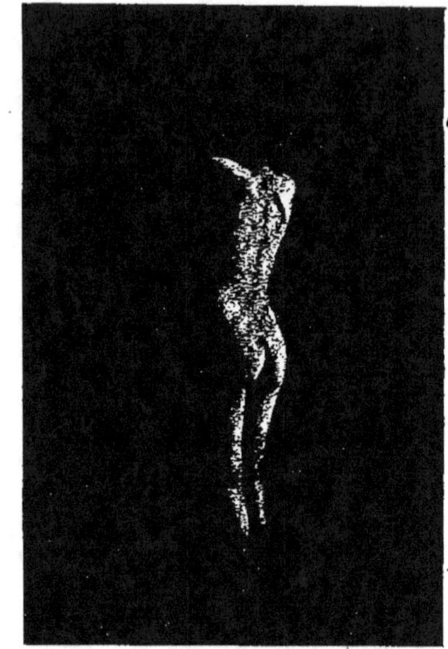

Fig. 177.

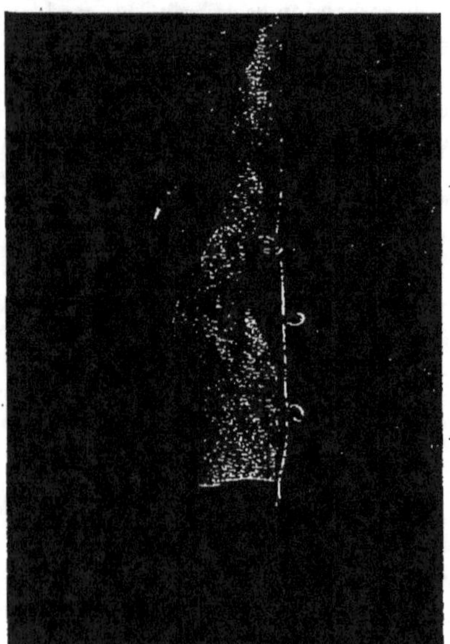

Fig._178.

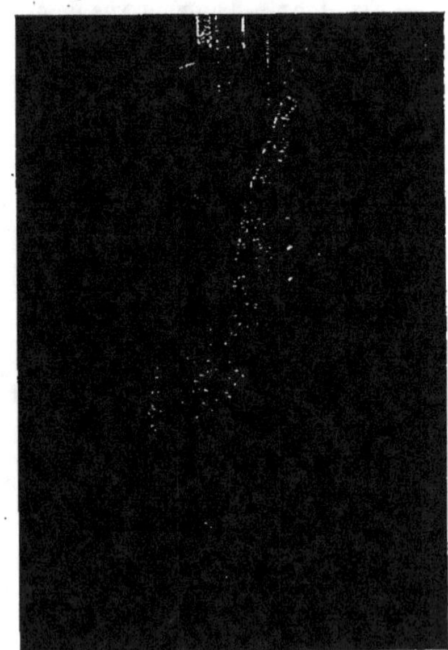

Fig. 179.

PLANCHE XXXII

TRAITEMENT DE LA CYPHOSE

PLANCHE XXXII

Traitement de la cyphose.

FIG. 180. — Enfant de 13 ans 1/2 (la même, fig. 86, 87). Cyphose cervico-dorsale de la première enfance, avec lordose aussi ancienne, aussi peu mobile que la cyphose, Les exercices sans appareils ne donnent aucun résultat et l'amélioration ne commence à se manifester que lorsque l'enfant se décide à se suspendre trois fois par jour et plus à l'échelle à traverse dorsale.

FIG. 181. — La même un an plus tard.

FIG. 182. — La même suspendue à l'échelle à traverse, cette dernière à la hauteur du sommet de la convexité dorsale. L'appareil que l'on trouve généralement dans le commerce est muni d'une traverse de 25 à 30 centimètres de hauteur, si bien que tout le dos repose sur elle et la mobilisation et la concavité ne se produisent que dans la région lombaire, déjà trop ensellée ; il faut se servir de traverses de 12 à 15 centimètres de hauteur.

FIG. 183. — La même vue de profil.
Mensuration à 13 ans 1/2. T. 151 1/2 ; *r.* *a* 64-71 ; *r. xy* 58-62 ;
— à 16 ans. T. 153 ; *r. a* 66-72 ; *r. xy* 59-63 ;
— à 17 ans. T. 156 ; *r. a* 66-72 ; *r. xy* 59-63 ;
l'attitude actuelle est celle de la figure 86, maintenue sans aucun effort. La lordose persiste et ne s'efface même pas dans la flexion forcée du tronc.

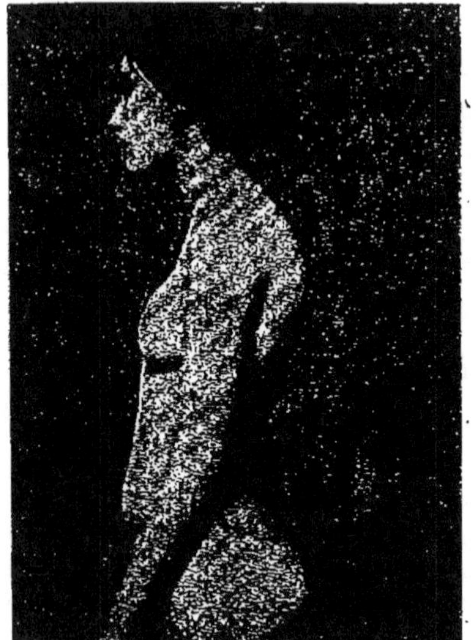

Fig. 180.

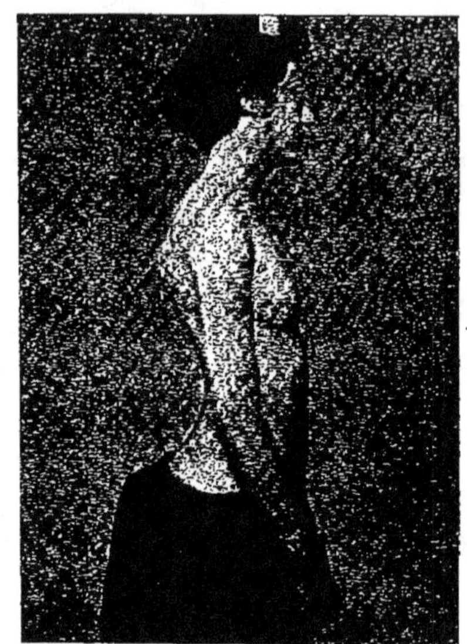

Fig. 181.

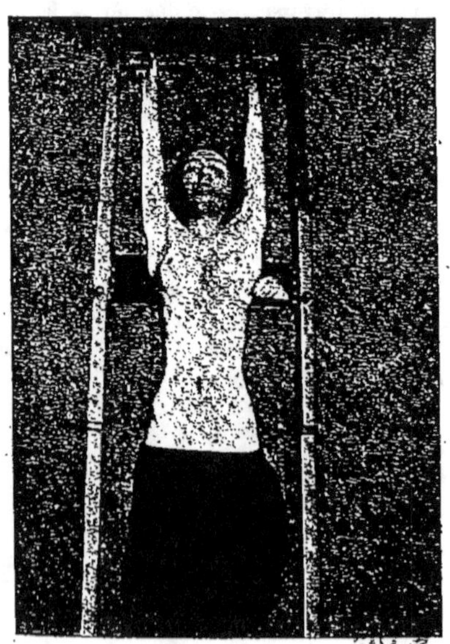

Fig. 182.

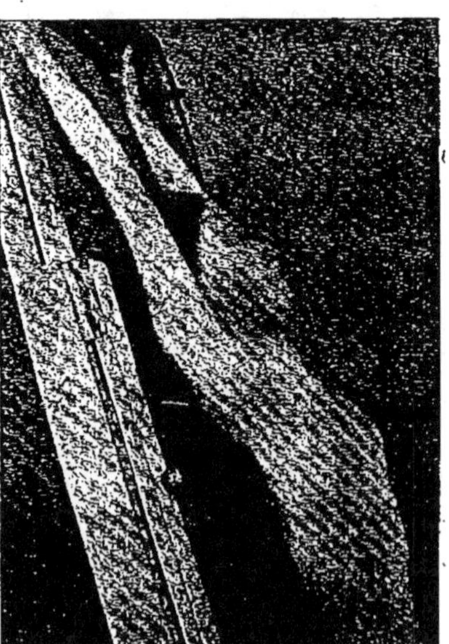

Fig. 183.

Les figures 184, 185, 186, 187 appartiennent à une enfant qui n'est pas sortie des corsets depuis l'âge de 9 ans où la difformité a débuté jusqu'à 19 ans — ce qui ne l'a pas empêchée de se déformer au maximum ; et nous voyons trop souvent de ces cas à l'hôpital. Il ne faut pas non plus compter suspendre un enfant à l'aide des béquillons, comme on a la prétention de le faire ; l'enfant ne se trouverait suspendu et sa colonne vertébrale déchargée qu'une fois les épaules arrivées aux oreilles, au bout de leur excursion ; il n'y a pas d'extension possible de la colonne avant que cette limite de l'élévation des épaules n'ait été atteinte. On tourmente inutilement les enfants en leur élevant les épaules à l'aide des béquillons ; ces pièces doivent simplement donner un appui à l'épaule qui a tendance à baisser, empêcher l'enfant de se pencher en avant et de se coucher sur la face antérieure de l'appareil quand il est complet ou d'échapper à la pression des plaques quand il s'agit d'un appareil ouvert devant. En somme il faut regarder les appareils amovibles comme des soutiens, non comme des instruments redresseurs efficaces et c'est déjà fort beau s'ils empêchent la déviation d'augmenter.

Le meilleur corset amovible, au point de vue de l'efficacité sinon de la légèreté et de l'élégance, est le *corset plâtré* ; aucun appareil fait d'après un moule ne vaut ce moule lui-même, qui est précisément le corset en plâtre. D'ailleurs à l'hôpital c'est le seul corset pratique à cause de son bon marché ; fait par le personnel médical, remplacé à mesure que l'on constate une correction de la difformité, il rend les plus grands services, car il maintient puissamment le redressement grâce à l'appui pris sur toute la surface du tronc. Un reproche généralement fait au corset plâtré est son poids assez considérable ; il pèse en effet de 1 200 à 1 800 grammes pour les enfants de 7 à 16 ans.

Le *corset en celluloïde* du Dr Ducroquet se rapproche le plus de l'idéal, à ce point de vue (fig. 195, 196) ; son poids est de 560 à 735 grammes pour les enfants de 11 à 18 ans, beaucoup moins encore pour les tout petits. Malheureusement cet appareil léger et élégant est d'une confection trop compliquée pour la généralité des médecins et ne pourra jamais être qu'un appareil de luxe. Je renvoie aux ouvrages de M. Chipault et de M. Wullstein pour la description des diverses méthodes d'application du corset plâtré; on y trouvera les procédés de redressement forcé ou graduel, avec ou sans détorsion employés par Lorenz, Hoffa, Delore, Calot, Chipault, Bramann, etc.

Dans le service de M. le Dr Brun, nous avons l'habitude de ne pas appliquer le corset d'emblée. L'enfant est durant un temps variable, de quelques semaines à un mois ou deux, soumis aux exercices que nous avons décrits et figurés plus haut, afin d'obtenir, grâce à la mobilisation des courbures, la réduction des gibbosités au moins durant la suspension latérale et le redressement manuel sur la table ; le corset est appliqué à ce moment, mais les exercices ne sont pas interrompus pour cela.

Voici des figures qui montrent le mode d'application du corset amovible (fig. 188, 189, 190, 191). Je fais suspendre l'enfant fort peu et j'obtiens le redressement à l'aide de bandes de traction qui exercent une pression vigoureuse sur les gibbosités de manière à obtenir non seulement la correction, mais, s'il faut, la surcorrection, le renversement d'une courbure. Les bandes plâtrées sont roulées comme d'habitude pour la confection du corset de Sayre, mais il faut les faire étroites (4,1/2 à 5 centimètres) pour recouvrir les parties de l'appareil où se trouvent les cordons de traction, car il faut passer entre les cordons de façon à ne laisser en définitive que de petits trous ; on renforce l'appareil à l'aide d'attelles faites soit en zinc perforé, soit en bois de placage. Lorque le plâtre est pris on fend l'appareil sur la ligne médiane à l'aide d'un couteau ; on-a pris soin de placer préalablement une bande de ouate sous le maillot afin de ne

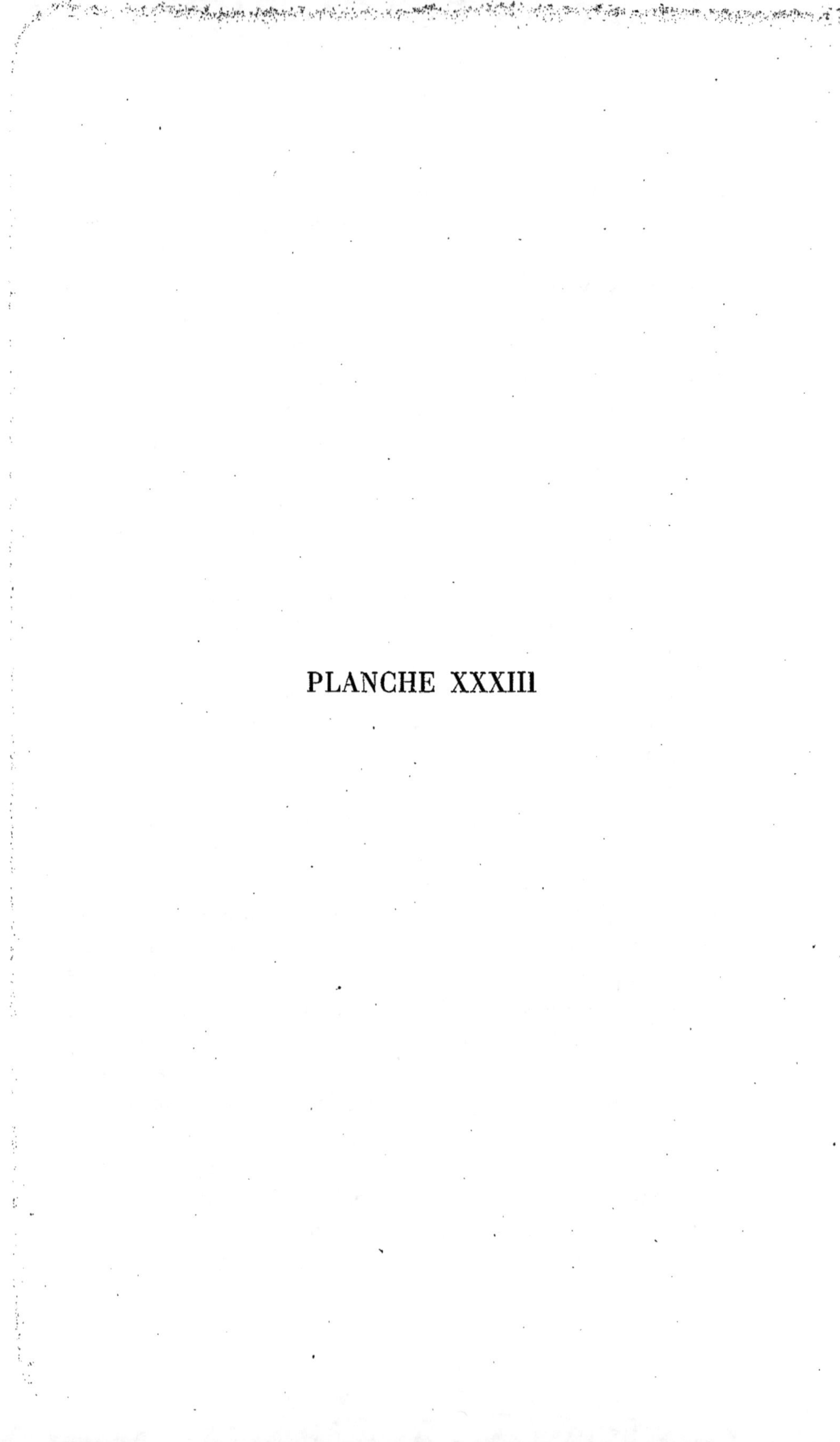

PLANCHE XXXIII

PLANCHE XXXIII

Fɪɢ. 184 et 185. — Fille de 19 ans. La scoliose a débuté dans la seconde enfance, paraît-il; à 11 ans, elle était faible quoique bien nette et depuis cette époque des corsets orthopédiques ont été portés sans interruption pour arriver au résultat que montrent ces figures. — La jeune fille est très grande et d'une santé excellente, mais le thorax est absolument déformé et atrophié, décharné, les seins rudimentaires; les lignes de la nuque et des épaules sont fort asymétriques et on est obligé d'employer des artifices de toilette pour les dissimuler. La raideur est considérable et le mouvement fort disgracieux. Les exercices sont arrivés dans ce cas en quelques mois à corriger l'attitude de la tête et les lignes de la nuque au point de permettre un petit décolletage; la poitrine se développe visiblement.

Fɪɢ. 186. — Fille de 10 ans 1/2. La scoliose a débuté à 7 ans 1/2 et l'enfant a depuis ce temps porté un corset orthopédique à béquilles, ce qui n'a pas empêché la formation d'une scoliose à 4 courbures avec torsion considérable et immobilité presque absolue, déviation dorsale principale avec saillie énorme et anguleuse de l'omoplate droite en arrière, courbure lombaire gauche, courbure dorso-cervicale gauche et légère courbure cervicale supérieure droite. Toutes ces courbures se compensent bien d'ailleurs et l'attitude générale de la fillette habillée n'est pas mauvaise.

Fɪɢ. 187. — Fille de 17 ans. La scoliose a débuté dans la seconde enfance chez une enfant robuste, ne portant pas d'autres signes de rachitisme et sans antécédents familiaux similaires. Le traitement le plus assidu et le plus dévoué a été fait par les parents durant 10 ans suivant les conseils médicaux : massage quotidien de 4 heures 1/2, douches, décubitus, suspension de Sayre, mais jamais de gymnastique de redressement, ni de corset. Ces deux moyens sont appliqués à 17 ans et il se produit une amélioration légère non douteuse qui se maintient.

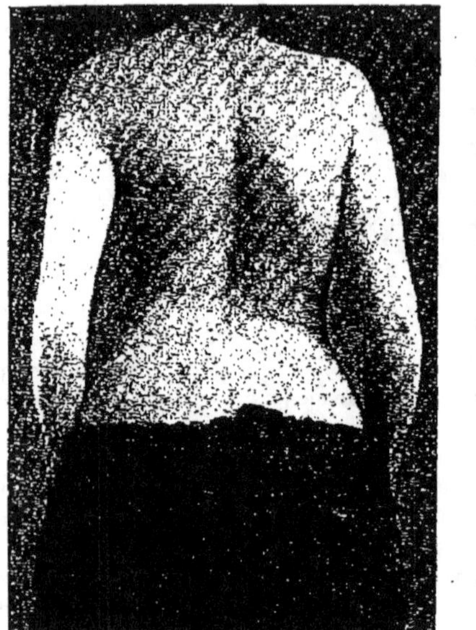

Fig. 184.

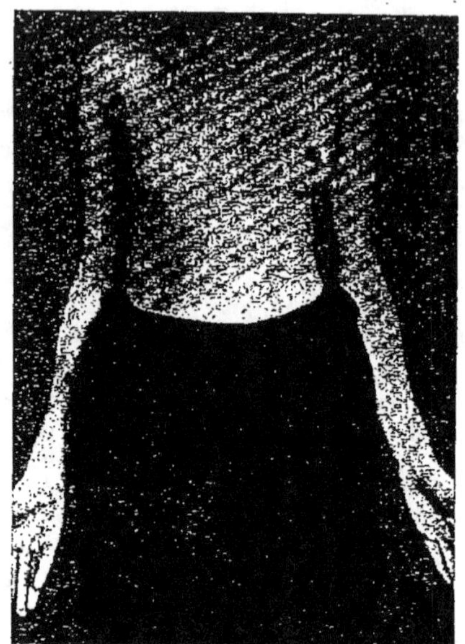

Fig. 185.

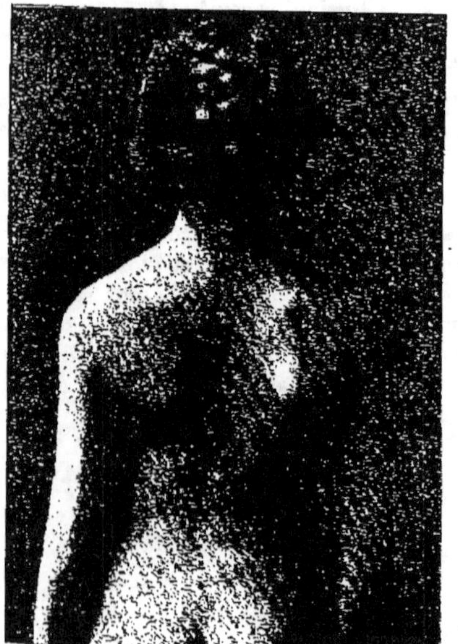

Fig. 186.

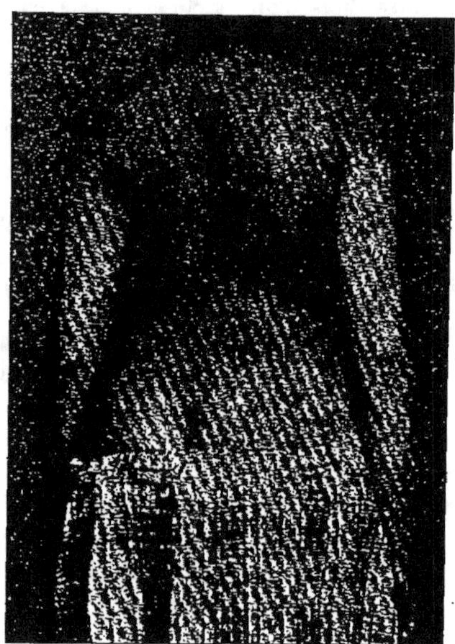

Fig. 187.

PLANCHE XXXIV

APPLICATION DU CORSET PLÂTRÉ

PLANCHE XXXIV

Application du corset plâtré.

Fɪɢ. 188. — Fille de 11 ans. Scoliose dorsale droite, lombaire et cervicale gauche, à marche rapide selon les parents, qui affirment que le dos paraissait droit il y a 4 mois. Après un mois de mobilisation on applique un corset inamovible sous chloroforme ; ce corset est gardé durant 4 mois.

Fɪɢ. 189. — La même au sortir du premier corset. On refait des exercices de mobilisation durant un mois ; l'enfant pendant ce temps porte un corset amovible, puis elle est à nouveau immobilisée dans une attitude meilleure. A 14 ans la forme du dos est très satisfaisante, mais l'enfant continue à faire des exercices, à se suspendre à la barre de Lorenz tous les jours, à porter un corset amovible.

Fɪɢ. 190. — La même pendant le premier temps de l'application du corset : des bandes de toile fortement tendues et fixées aux montants corrigent les deux déviations et les bandes plâtrées sont roulées de manière à laisser passer les cordons.

Fɪɢ. 191. — Le corset terminé ; la convexité lombaire gauche est surcorrigée, la dorsale droite l'est insuffisamment.

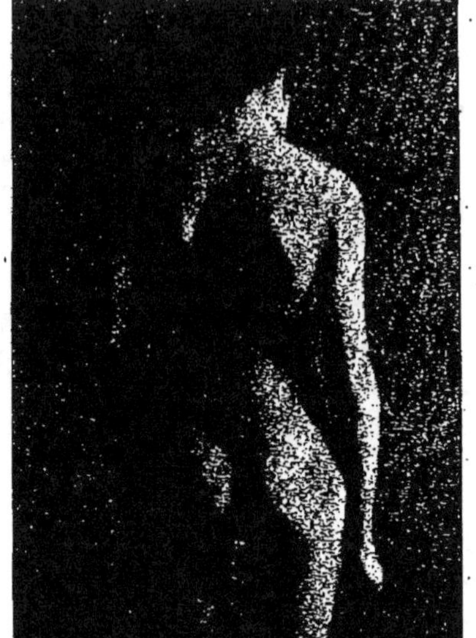

Fig. 188.

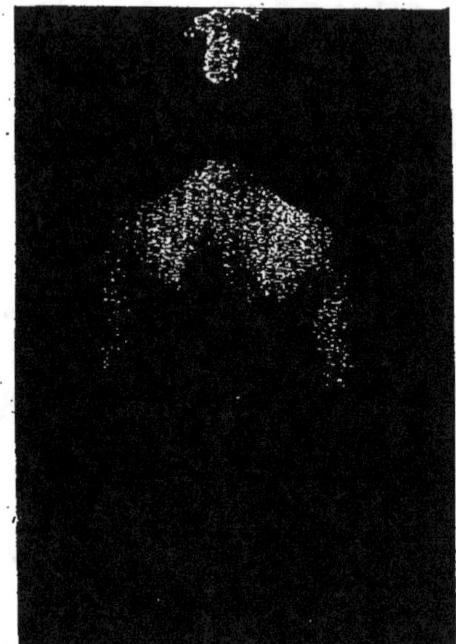

Fig. 189.

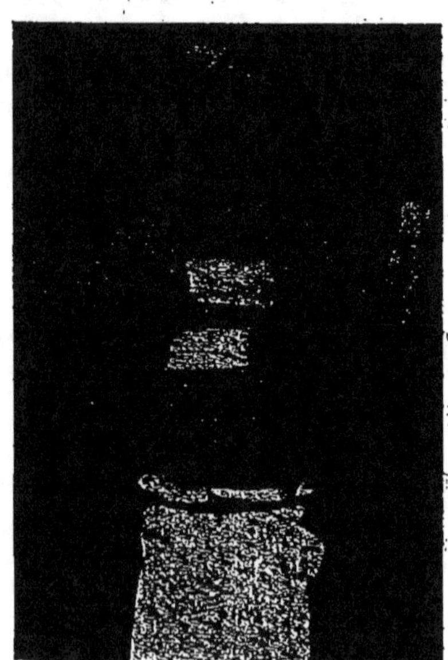

Fig. 190.

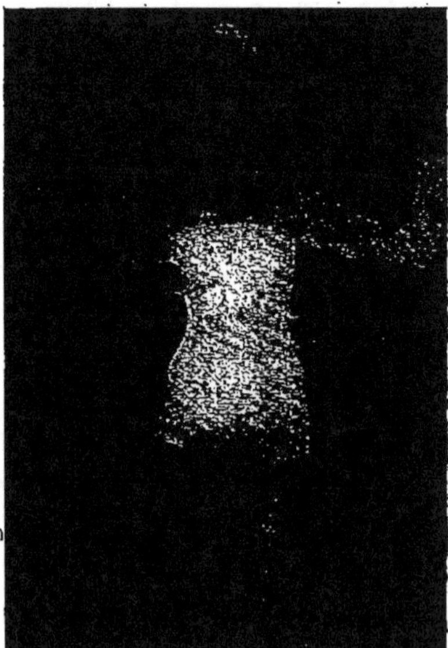

Fig. 191.

pouvoir blesser l'enfant. Quand l'appareil est complètement
sec on le termine en posant sur les deux bords de la fente
des bandes de cuir munies de crochets pour le laçage. On
fixe enfin deux crochets sur les côtés pour attacher les épaulières (fig. 192, 193) qui empêchent l'enfant de s'appuyer sur
la face antérieure de l'appareil.

Ce corset n'est en général porté que de jour, enlevé bien
entendu pour faire énergiquement de la gymnastique: au
bout de deux mois, plus tôt ou plus tard suivant les cas,
on remplace ce corset par un autre, dans lequel le redressement est déjà plus complet, et ainsi de suite.

Au bout de 6, 8 mois, un an parfois et plus, l'attitude étant
bonne, la scoliose réduite à peu de chose et les forces de
l'enfant bien développées par les exercices, on fait quitter
l'appareil quelques heures par jour, puis un temps de plus
en plus long jusqu'à la suppression tout en continuant les
exercices, et quitte à revenir à l'appareil au besoin.

Corset inamovible. — Comme le corset amovible, celui-ci
n'est pas appliqué d'emblée; nous tâchons d'obtenir, avant
de le mettre, une certaine mobilisation de la colonne vertébrale, ce à quoi on réussit pour ainsi dire toujours ; puis le
corset est confectionné comme le précédent ; mais cette fois,
n'ayant pas à enlever le corset on peut exercer un effort bien
plus considérable, suspendre l'enfant complètement, ajouter
même des poids aux membres inférieurs, sans préjudice des
bandes de traction, puis mouler ainsi le corset en emprisonnant soit l'épaule haute seule (fig. 202), soit les deux, et au
besoin le cou. Il est bon de désincfeter la peau avant d'appliquer le corset et de faire revêtir à l'enfant un maillot
double bien tendu, ou bien un maillot en tricot molletonné
afin d'éviter la production des escarres superficielles au
niveau de la gibbosité et des différentes saillies osseuses ; ces
escarres sont assez fréquentes sans cette précaution, mais
lorsque la peau est propre, on peut les trouver guéries en

même temps qu'on constate leur existence, en enlevant le
corset. On peut pratiquer une fenêtre carrée ou triangulaire
à la face thoracique du corset afin de faciliter la respiration
et alléger un peu l'appareil (fig. 212).

Le redressement peut être plus énergique encore, pratiqué
sous chloroforme, l'appareil plâtré étant fait également sous
chloroforme dans la suspension; voici l'une des enfants em-
plâtrées de cette manière par M. Brun (fig. 199, 200, 201).
Dans ce cas le réveil est fort pénible, l'enfant est absolument
cyanosée pendant plusieurs heures et durant quelques jours
la gêne est si grande qu'il faut surveiller l'enfant, ou la garder
à l'hôpital si l'on ne veut pas voir l'appareil enlevé par l'entourage; il est d'autant plus surprenant de voir combien les
jeunes malades se font rapidement à leur carapace et combien
leur santé générale reste bonne; ils se meuvent librement,
ils mangent et dorment fort bien et supportent le même corset durant 4, 6, 8 mois.

Par le seul fait du redressement dans l'appareil inamovible
on voit la taille de l'enfant s'accroître considérablement;
l'allongement constaté immédiatement après la terminaison
de l'appareil est de 3, 4, 6 centimètres; au bout de quelques
jours l'enfant se tasse un peu, perd un centimètre ou plus,
mais en conservant un allongement définitif très important
— ce sont des chiffres intéressants à suivre dans quelques-
unes de nos observations.

Si l'enfant grandit beaucoup et se trouve gêné on enlève le
corset et on le remplace par un autre séance, tenante. D'autres
fois on transforme le corset inamovible en appareil amovible
pour quelques jours, le temps de nettoyer la peau encrassée
et squameuse et de guérir les escarres quand il y en a. Lorsqu'on trouve une amélioration telle de la scoliose que l'immobilisation n'est plus indispensable, il faudra néanmoins
faire porter pendant un certain temps un corset ouvert et
surveiller de près l'état de la colonne vertébrale. Au sortir
de l'appareil les enfants ne peuvent se passer d'un soutien,

PLANCHE XXXV

CORSETS AMOVIBLES

PLANCHE XXXV

Corsets amovibles.

Fɪɢ. 192. — Corset amovible muni d'épaulettes en étoffe qui empêchent l'enfant d'appuyer la poitrine sur le bord supérieur de l'appareil.

Fɪɢ. 193. — Corset amovible vu de dos avec les épaulettes croisées très haut et accrochées de chaque côté à un crochet en cuivre fixé sur un morceau de cuir comme ceux qui servent au laçage du corset. On voit sur ce corset les hanches bien moulées, la taille dessinée, ce qui maintient l'appareil en place, tandis que le corset précédent (fig. 183) est à ce point de vue défectueux.

Fɪɢ. 194. — Corset échancré largement sur la poitrine. L'enfant présente une scoliose lombo-dorsale à convexité gauche, surcorrigée, transformée en concavité par le corset ; le port du corset est rendu nécessaire par suite du séjour prolongé à l'école, sans quoi la scoliose à ce degré se traite fort bien sans corset. Le corset-ceinture n'a pu être supporté par l'enfant. Voir son observation à la pl. XIII.

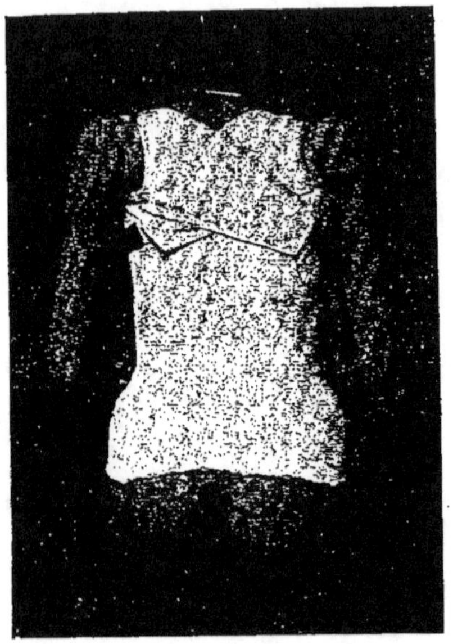

Fig. 192.

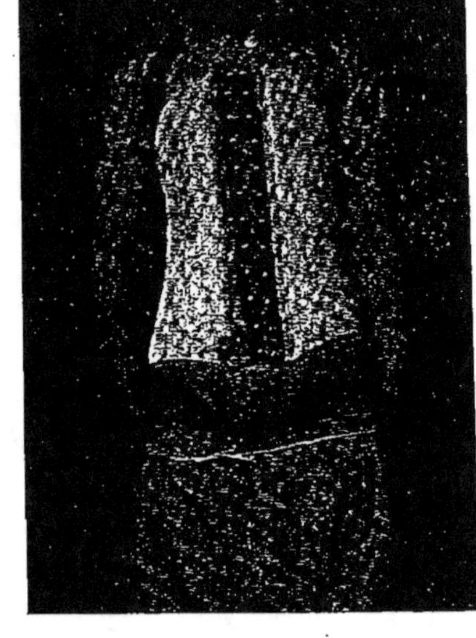

Fig. 193.

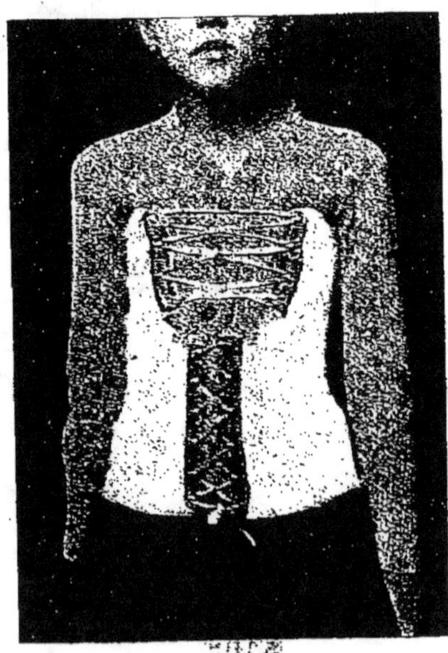

Fig. 194.

PLANCHE XXXVI

CORSET EN CELLULOÏDE DU DOCTEUR DUCROQUET

CORSET-CEINTURE DE LORENZ

PLANCHE XXXVI

Corset en celluloïde du Dr Ducroquet. — Corset-ceinture de Lorenz.

Fɪɢ. 195 et 196. — *Corset-ceinture de Lorenz.* — Quand le tronc est fortement déplacé latéralement, et quand il s'agit de scolioses lombaires, Lorenz préconise l'emploi d'un corset amovible très court, corset-ceinture, confectionné de façon à renverser fortement les courbures existantes ; on obtient cette surcorrection en fixant l'enfant dans une attitude déviée pendant l'application de l'appareil ; de plus le bord inférieur du corset est attiré d'un côté à l'aide d'une bande qui le réunit à une guêtre en cuir afin d'empêcher le corset de suivre le tronc dans sa chute du côté opposé, ainsi que le montrent les figures (Lorenz).

Ce corset est porté plusieurs heures par jour et en général fort bien supporté car la respiration est peu gênée, mais il faut veiller à ce que le bord supérieur de l'appareil ne soit pas serré, ne s'enfonce pas dans les côtes, ce qui est intolérable pour l'enfant.

Fɪɢ. 197 et 198. — *Corset en celluloïde du Dr Ducroquet.* Cet appareil fait d'après un moulage en plâtre est l'idéal du corset quant à l'élégance et à la légèreté ; il est renforcé par des bandes d'acier. Mais le corset en celluloïde est d'une confection longue et difficile, absolument hors de la portée d'un praticien.

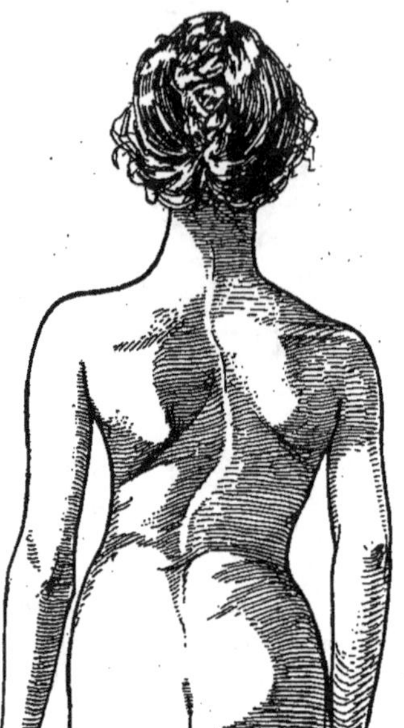

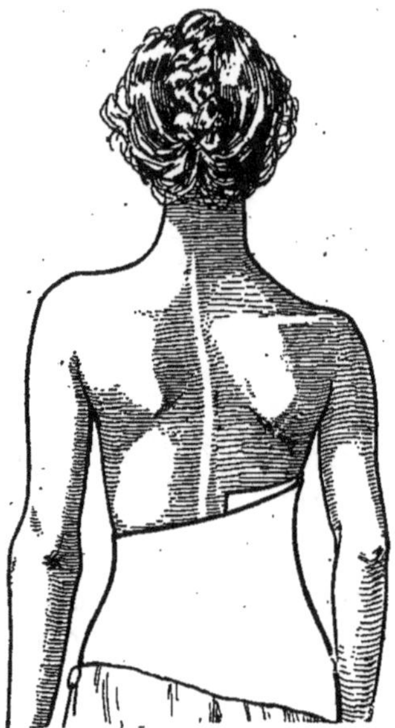

FIG. 195.

FIG. 196.

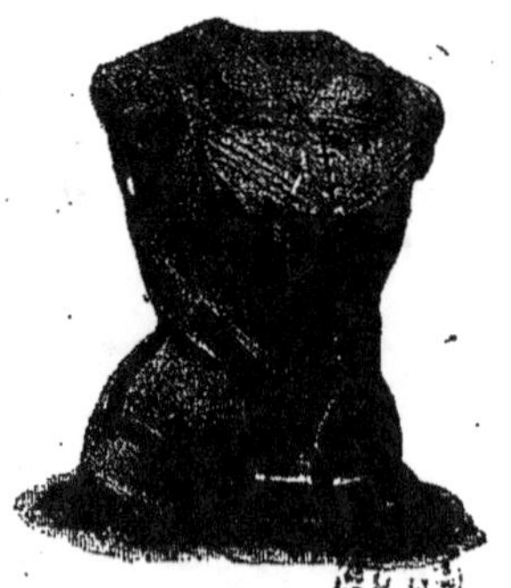

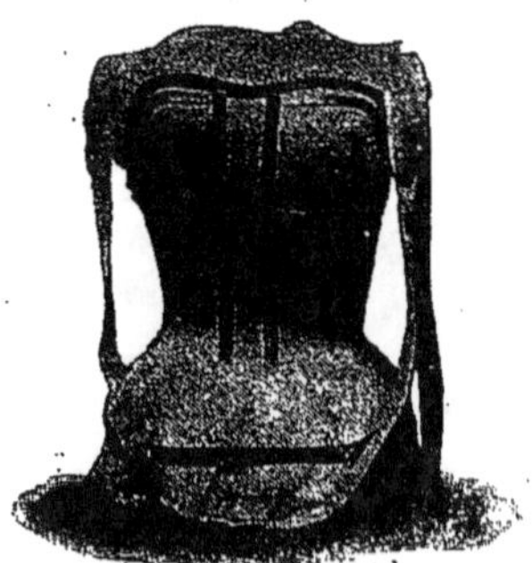

FIG. 197.

FIG. 198.

PLANCHE XXXVII

CORSET INAMOVIBLE

PLANCHE XXXVII

Corset inamovible.

Fɪɢ. 199. — Fille de 14 ans 1/2. Scoliose dorsale droite principale au 3ᵉ degré, courbures de compensation cervicale et lombaire gauches. Le début daterait, d'après la famille, de deux ans. Pendant six semaines l'enfant fait des exercices, et la scoliose étant un peu mobilisée, on applique un appareil plâtré.

Fɪɢ. 200. — La même redressée dans un corset plâtré ; l'appareil a été appliqué sous chloroforme dans la suspension de Sayre avec poids aux jambes. Le corset reste en place durant huit mois et l'enfant le supporte parfaitement bien.

Fɪɢ. 201. — La même sortie du corset ; on trouve quelques cicatrices d'escarres qui se sont produites et ont guéri sous le plâtre. Au moment de l'application de l'appareil les mensurations donnaient : T. 161 centimètres ; *r. a* 72-75 1/2 ; *r. xy* 63-66 1/2 ; au sortir du corset l'enfant est trouvée grandie : T. 163 centimètres, mais la poitrine est bien entendu rétrécie ; on trouve quelques semaines après la sortie du corset : *r. a* 69-72 et *r. xy* 60-63 ; peu après, à la suite d'une grippe l'enfant présente une congestion du sommet du poumon droit, qui dure très longtemps et qui doit faire réfléchir aux conséquences pulmonaires du corset. Depuis l'enfant porte des corsets amovibles, fait de la gymnastique assez irrégulièrement et son dos est encore actuellement, à 17 ans, tel que le montre cette figure ; *r. a* 74-76 1/2 ; *r. xy* 62 1/2-65 1/2.

Fɪɢ. 202. — Autre corset plâtré inamovible n'emprisonnant que l'épaule du côté de la gibbosité dorsale ; le corset à épaulette unique peut parfaitement être rendu amovible ; une attelle en zinc perforé passe en sautoir sur l'épaule afin d'empêcher la cassure de l'appareil.

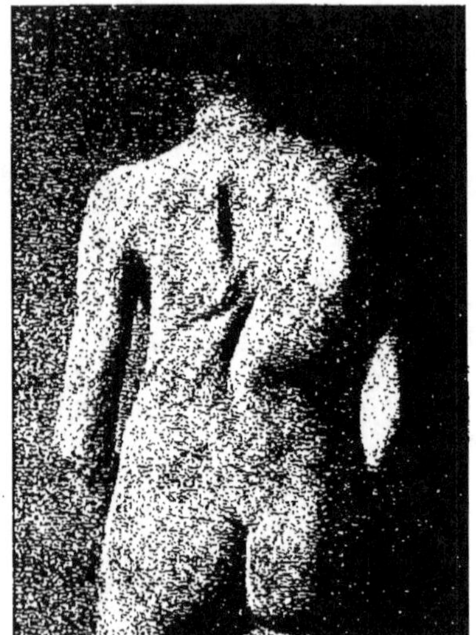

Fig. 199.

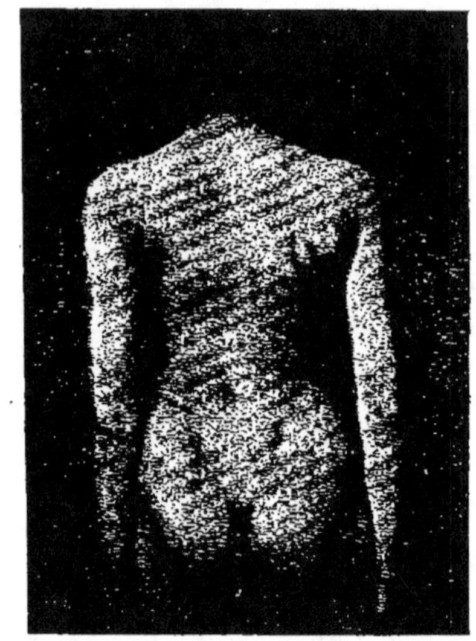

Fig. 200.

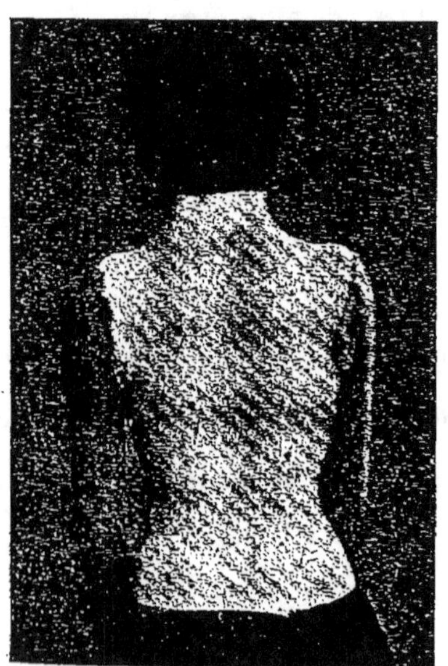

Fig. 201.

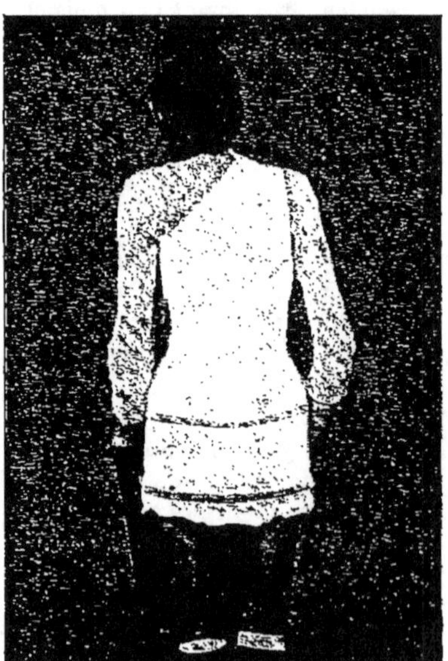

Fig. 202.

ils se plaignent de douleurs dans le dos ; il faut leur faire
garder le décubitus dorsal une grande partie de la journée
et ne revenir à la vie ordinaire que graduellement. Dans les
cas où le résultat obtenu est considéré comme suffisant on
se gardera de mobiliser la colonne vertébrale et on ne recommandera en fait d'exercices que ceux qui augmentent
l'amplitude respiratoire et qui exercent les muscles sans
fléchir l'épine dorsale. Au contraire dans les cas où le redressement obtenu n'est qu'une étape, on reprendra tous les
exercices petit à petit, on mobilisera à nouveau afin d'arriver
à l'application d'un nouveau corset inamovible dans une attitude qui se rapproche davantage de la rectitude.

Au cours de ce traitement par les corsets inamovibles il ne
faut pas perdre de vue l'envers de la médaille ; le corset inamovible amène le redressement du dos au prix d'une constric-
tion qui se prolonge de longs mois et, si la figure de l'enfant
reste bonne et pleine, le corps maigrit toujours et le thorax se
rétrécit terriblement ; l'amplitude respiratoire au sortir de
l'appareil inamovible, appliqué sans chloroforme, sans violence, est de $1/2$, 1, $1\ 1/2$, centimètre au maximum d'effort ;
on conçoit combien une bronchite, une grippe contractée
dans cet état est grosse de menaces ; aussi me semble-t-il
indispensable de faire vivre les enfants immobilisés à la
campagne et c'est la ligne de conduite que nous suivons à
l'hôpital des Enfants-Malades. C'est pour la même raison
qu'il vaut mieux immobiliser un enfant à deux reprises différentes (pendant deux étés) et lui faire faire de la gymnastique
dans l'intervalle en faisant porter un corset amovible. Enfin
mieux vaut obtenir le redressement plus lentement dans les
cas graves et n'immobiliser un enfant que lorsque les exercices lui ont rendu un peu de vigueur que de redresser violemment et d'immobiliser pour longtemps le thorax d'un
enfant que sa difformité ne prédispose que trop à la tuber-
culose.

Les figures 2o3 à 262 et les observations correspondantes

permettent de suivre les résultats locaux obtenus par le traitement des déviations rachidiennes au moyen de la gymnastique et des corsets.

Mais je veux dire un mot encore de l'influence du traitement kinésithérapique sur l'état général des enfants, car à ce point de vue le traitement est aussi satisfaisant que l'immobilisation, les lits orthopédiques, le corset *seul* sont décourageants : il suffit de suivre pendant peu de temps une salle de gymnastique orthopédique pour être frappé des changements qui se produisent dans l'état général des enfants ; c'est d'ailleurs cet effet surtout qui rend fidèles les petites clientes de l'hôpital, venues souvent de fort loin. Quand il s'agit de scolioses légères et réparables, c'est presque heureux pour l'enfant d'avoir eu une difformité qui a été le prétexte de l'introduction de la gymnastique dans son régime. Pour les scoliotiques graves, les bossus, l'effet salutaire des exercices réguliers est encore plus frappant ; on les voit d'abord pâles, essoufflées au moindre effort, quelques-uns si faibles qu'il faut doser les exercices comme un médicament, les faire reposer continuellement ; puis en peu de semaines le teint change, l'embonpoint vient, les exercices sont faits avec entrain et les malheureux enfants en sont tout méconnaissables ; c'est en grande partie aux exercices respiratoires qu'il faut attribuer le relèvement de la santé générale et c'est bien le meilleur moyen de lutter contre la tuberculisation si menaçante pour le poumon comprimé.

En terminant je dirai donc que la gymnastique devrait faire partie du régime ordinaire de tous les enfants et adolescents, qu'elle devrait être une habitude quotidienne, un besoin — on n'aurait pas souvent l'occasion d'y recourir en qualité de traitement.

PLANCHE XXXVIII

SCOLIOSE

PLANCHE XXXVIII

Scoliose.

Fig. 203. — Fille de 13 ans, très difforme dès les premières années de sa vie, mais sa mère ne saurait dire si une déviation de la colonne vertébrale a été constatée dès la naissance ; il n'y a pas de déformations rachitiques des os du crâne ni des membres. La chute du tronc à droite est telle, que le bras droit est ballant et que l'enfant se plaint beaucoup de ce manque d'équilibre.

Fig. 204. — La même vue de dos. Scoliose droite principale, gauche lombaire et cervicale ; les deux gibbosités lombaire et dorsale sont en quelque sorte imbriquées, elles semblent avoir glissé l'une le long de l'autre, ce qui répond à une direction presque horizontale des tronçons de la colonne au point de jonction des deux courbures. Les membres inférieurs sont égaux.

Il est à peine croyable, mais néanmoins vrai, que l'enfant n'a jamais été soignée, quoique élevée par des parents affectueux.

Fig. 205. — La même vue par son profil droit.

Fig. 206. — La même vue par son profil gauche.

Fig. 207. — La même, contour horizontal de la gibbosité dorsale.

Fig. 208. — La même, contour horizontal de la région lombaire.

L'enfant est excessivement chétive, décharnée, dyspnéique et les exercices sont appris très graduellement. Au bout de cinq mois l'état général est beaucoup meilleur, la fillette se trouve très bien d'un corset amovible qui obvie à la chute du tronc sans rien redresser d'ailleurs. Après cette période on applique un corset inamovible dans lequel on obtient un redressement très remarquable ; voir les figures suivantes. Le résultat définitif est médiocre parce que la fillette est d'une maigreur telle que le corset n'est pas supporté longtemps, malgré le molleton.

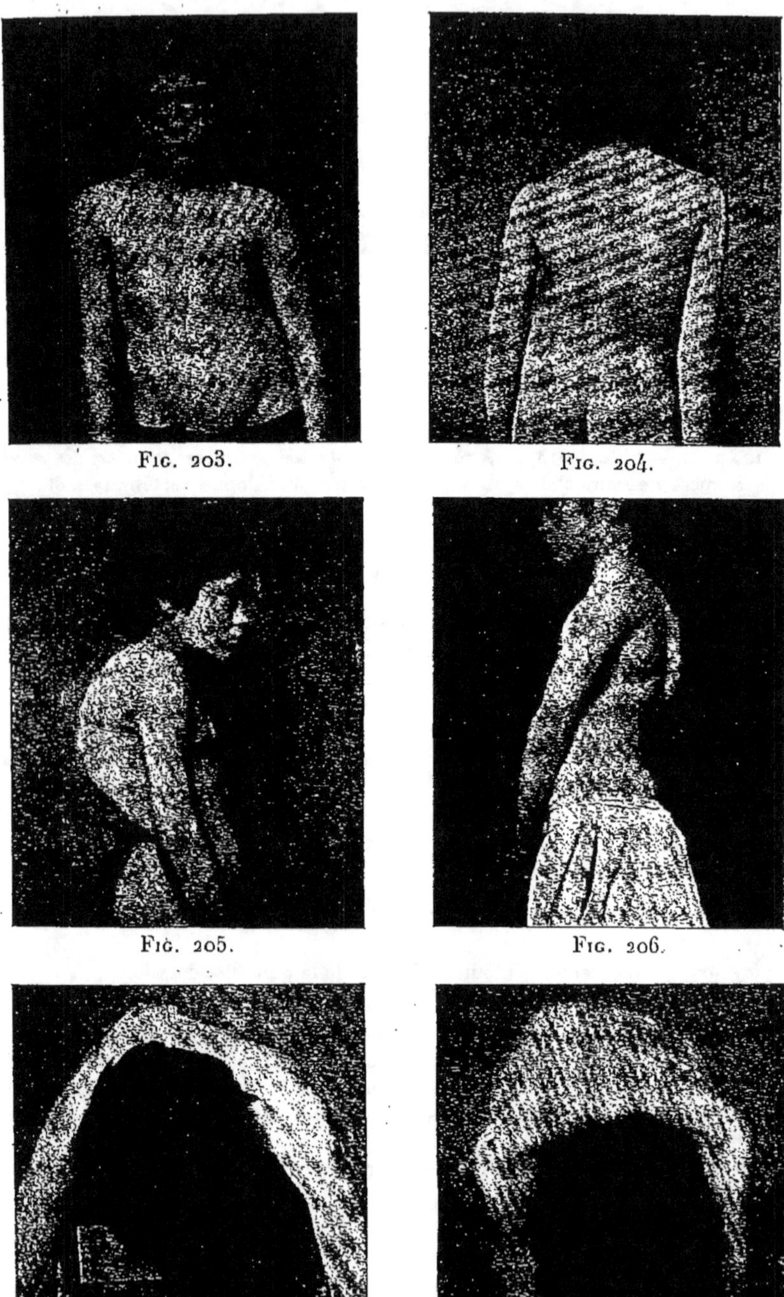

Fig. 203.

Fig. 204.

Fig. 205.

Fig. 206.

Fig. 207.

Fig. 208.

PLANCHE XXXIX

SCOLIOSE — CORSETS

PLANCHE XXXIX

Scoliose — Corsets.

Fig. 209. — La même enfant que planche XXXVII. Corset inamovible emprisonnant l'épaule droite.

Fig. 210. — La même enfant vue de dos dans ce corset.

Fig. 211. — La même vue de profil ; on peut ainsi constater que le corset a non seulement corrigé la chute du tronc, mais aussi réduit réellement le volume de la gibbosité grâce à un certain degré de mobilisation qui a permis le redressement partiel de la grande courbure dorsale.

Ce corset est porté deux mois, remplacé ensuite par un corset amovible et des exercices, au bout de quelques mois par un nouveau corset inamovible, etc. L'enfant se met à grandir un peu et l'état général se maintient relativement satisfaisant.

A 13 ans : T. 123 1/4 ; $r. a$ 63-67 ; $r. xy$ 57 1/2-62 ; aussitôt le corset inamovible appliqué, la taille est de 126 centimètres, mais au bout de quelques jours elle descend à 125 centimètres et s'y maintient.

Fig. 212. — Corset du même genre, mais avec fenêtre à la région sterno-épigastrique. La solidité du corset n'en souffre pas, il s'en trouve par contre un peu allégé et l'enfant souffre moins de la chaleur.

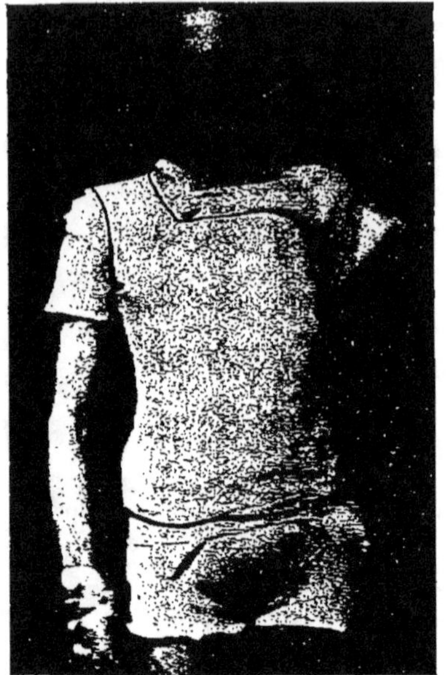

Fig. 209.

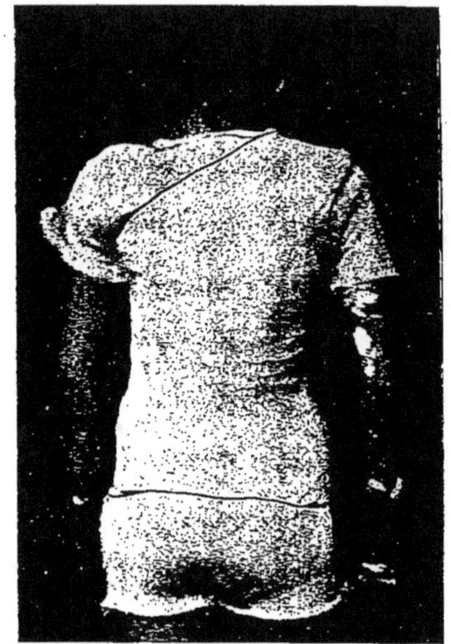

Fig. 210.

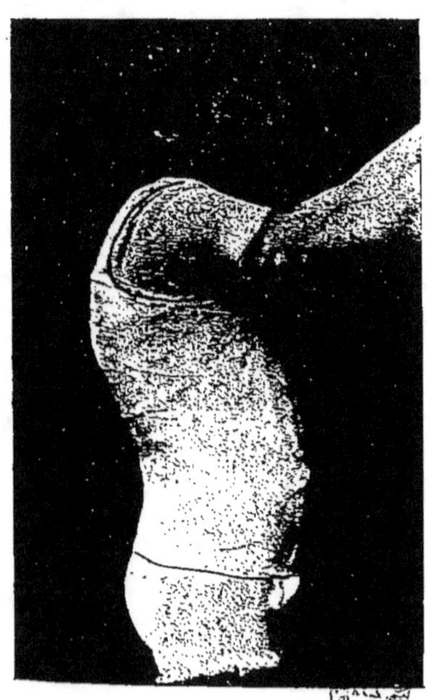

Fig. 211.

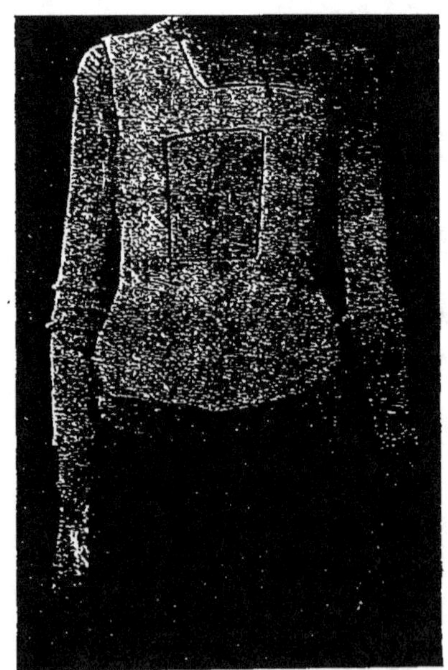

Fig. 212.

Nageotte.

17

PLANCHE XL

SCOLIOSE — CORSETS

PLANCHE XL

Scoliose — Corsets.

Fig. 213. — Fille de 13 ans 1/2. Scoliose lombo-dorsale droite sans courbures de compensation ; l'enfant porte depuis cinq mois un corset en coutil baleiné avec attelles latérales ; l'instrument s'est absolument moulé sur l'enfant dont la gibbosité n'a cessé d'augmenter.

Fig. 214. — La même vue de face, déjettement du thorax à droite.

Fig. 215. — La même vue de dos, gibbosité cylindrique, les épaules sont au même niveau ; les membres inférieurs sont égaux.

Fig. 216. — Au bout de quinze jours de mobilisation on applique un corset inamovible dans lequel la correction de la déviation paraît absolue.

Fig. 217. — La même sortie du corset au bout de quatre mois.

Fig. 218. — La même vue de dos à la même époque ; depuis elle porte tantôt un corset amovible en faisant des exercices, tantôt un corset inamovible lorsque les circonstances ne lui permettent pas de se soigner autrement. En définitive l'état général se maintient excellent, la jeune fille grandit et travaille avec son corset.

A 13 ans 1/2, T. 137 1/4 ; r. a 64-66 ; r. xy 60-62 ; au sortir du premier corset inamovible ;

4 mois plus tard, T. 142 1/2, mais le thorax est bien rétréci, r. a 62-65 1/2 ; r. xy 55-59 ;

A 14 ans 1/2, T. 143, r. a 67-70 ; r. xy 61-64 1/2 ;

A 15 ans, avant un corset inamovible, T. 145 ; dans le corset 146 1/4 ; l'aspect de la scoliose est celui des figures 217, 218, mais la déviation est masquée en partie par l'embonpoint.

A 16 ans 1/2, sans corset, T. 146 ; r. a 69-71.

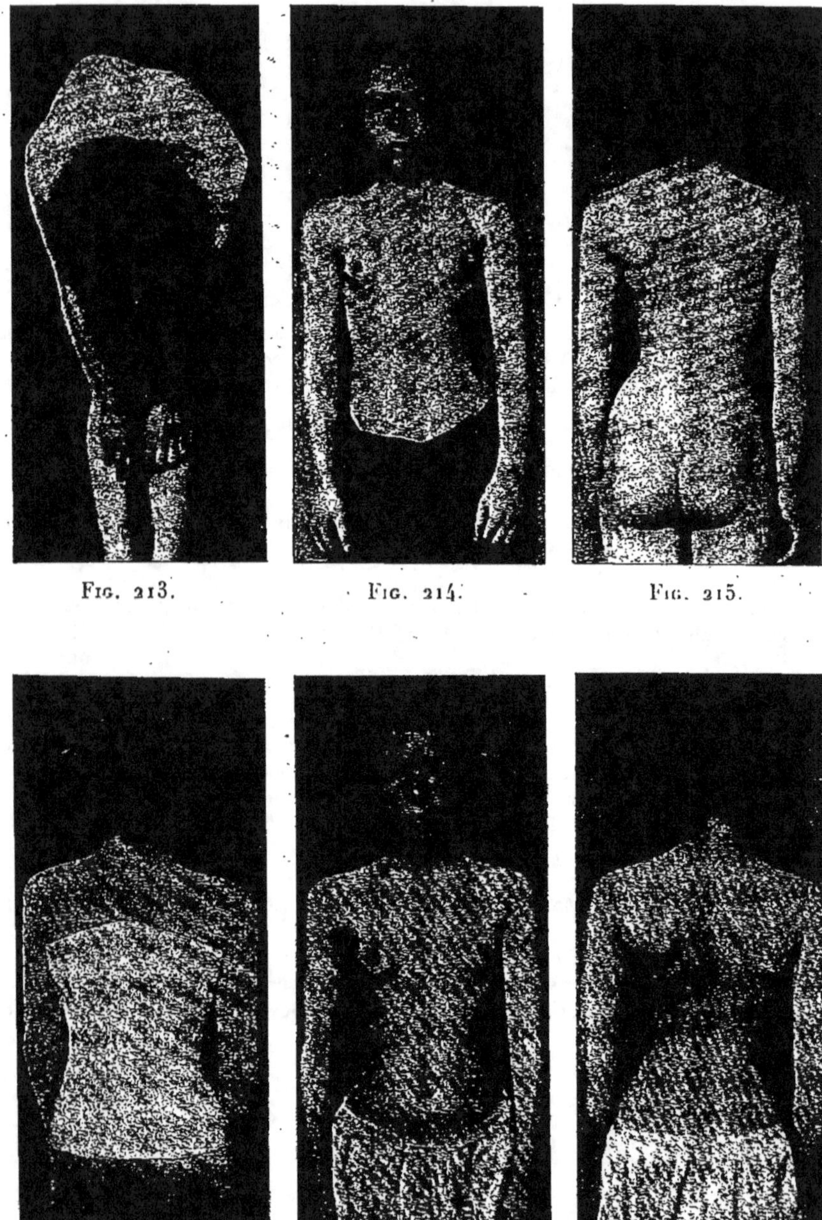

Fig. 213.   Fig. 214.   Fig. 215.

Fig. 216.   Fig. 217.   Fig. 218.

PLANCHE XLI

SCOLIOSE — CORSET

PLANCHE XLI

Scoliose. — Corset.

Fig. 219. — Fille de 13 ans. Scoliose dorsale droite au 3ᵉ degré ; courbures de compensation lombaire et cervicale gauches, courtes et peu prononcées, déplacement du tronc à droite ; la gibbosité est cylindrique et le bras droit s'applique au thorax dans toute son étendue.

Fig. 220. — La même vue de dos.

Fig. 221. — La même de face dans un corset inamovible après un mois d'exercices de mobilisation.

Fig. 222. — Le même corset vu de dos aussitôt après sa confection ; afin de faire un appareil bien montant dans le dos, on le fait remonter très haut dans l'aisselle pendant sa confection ainsi que le montre cette figure ; on échancre ensuite le plâtre sous les bras jusqu'à ce que les épaules aient repris une position naturelle. Ce corset a été porté pendant 4 mois 1/2 et l'enfant en sort notablement redressée. Son traitement est ensuite négligé et une aggravation se produit malgré le port d'un corset amovible ; la taille de l'enfant diminue ; on applique un nouveau corset inamovible un an après le premier.

A 13 ans. T. 142 ; un an après, au moment de la rechute, T. 141 1/3 ; r.a 59 1/2-63 ; r.xy 54 1/2-58 ; dans le nouveau corset la taille remonte à 142.

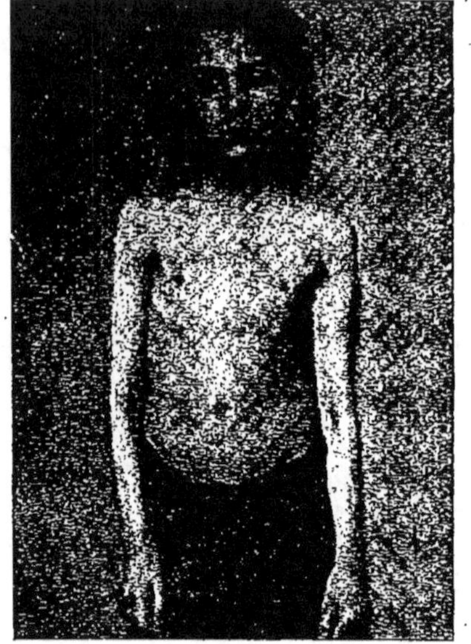

Fig. 219.

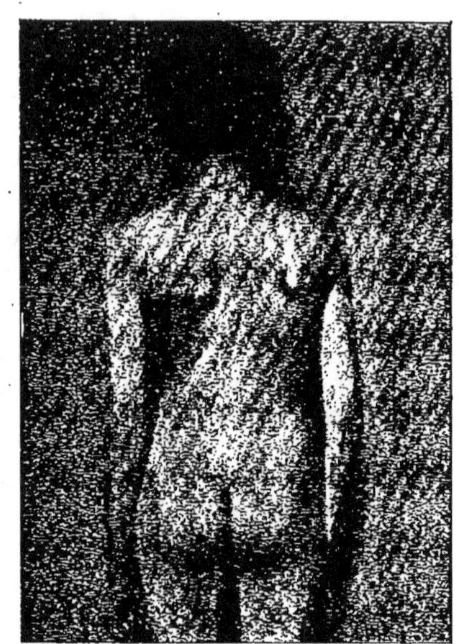

Fig. 220.

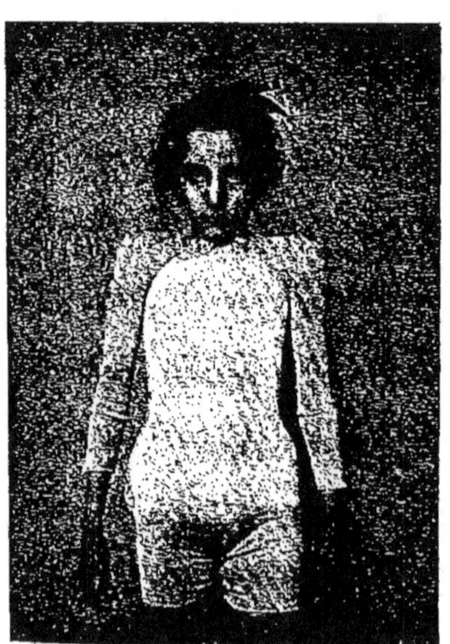

Fig. 221.

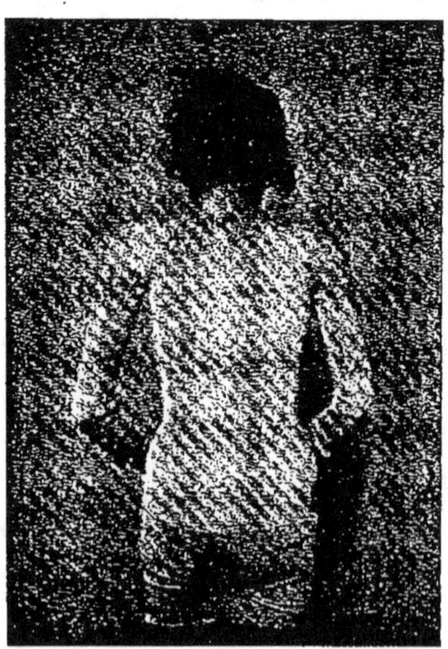

Fig. 222.

PLANCHE XLII

SCOLIOSE — CORSET

Scoliose. — Corset.

Fɪɢ. 223. — Fille de 13 ans 1/2. Scoliose au 3ᵉ degré, a trois courbures : dorsale droite principale, lombaire et cervicale gauches. On ne s'est aperçu de la difformité qu'à 12 ans, à une époque où elle était déjà énorme. L'enfant est tellement faible, pâle, essoufflée, qu'on la garde quelque temps au lit, puis les exercices sont appris avec beaucoup de ménagements et l'enfant s'y habitue si bien qu'au bout d'un mois elle les fait tous, y compris la barre de Lorenz ; au bout de 6 semaines on fait porter un corset amovible, qui est fort agréable à la fillette en ce qu'il empêche la chute du tronc sur le côté droit, qui était très fatigante. Elle continue à s'exercer ainsi durant cinq mois et elle devient méconnaissable ayant pris de l'embonpoint et de belles couleurs ; on applique à ce moment un corset inamovible qui la redresse puissamment et qu'elle garde durant 4 mois 1/2.

Fɪɢ. 224. — La même au sortir du corset inamovible. Au début du traitement la mensuration donnait : T. 139 ; r. a 62-67 ; r. xy 56-58 ; dans le premier corset inamovible, cinq mois plus tard : T. 146 3/4 ; lorsqu'on l'enlève, c'est-à-dire onze mois après le début du traitement, la taille tombe bientôt à 145 centimètres ; r. a 65-69; r. xy 56-59 et dans le corset amovible que l'enfant porte alors on voit survenir en peu de temps une aggravation notable ; la taille est de 143, aussi a-t-on recours pour 3 mois à un nouveau corset inamovible qui ramène la taille à 146 et au bout de quelques jours à la taille fixe de 145 ; à 15 ans, l'aspect du dos est resté à peu près celui de la figure 224, T. 145 1/4 ; r. a 65-70 ; r. xy 67-68 ; la scoliose paraît stationnaire ; l'enfant porte un corset amovible.

Fɪɢ. 225. — Fille de 14 ans. Scoliose au 3ᵉ degré, d'origine rachitique chez une enfant très chétive et nerveuse. La raideur est extrême, l'enfant se remue tout d'une pièce, il n'y a aucune flexibilité antéro-postérieure ni latérale, on dirait un vieux rhumatisant ankylosé. Cependant au bout de 3 mois d'exercices, elle se mobilise et on peut appliquer un corset amovible en meilleur attitude ; au bout d'un an le redressement est possible au point de permettre l'application sans violence du corset inamovible.

Fɪɢ. 226. — La même. Avant le corset inamovible la taille de l'enfant est de 128 centimètres, dans le corset elle monte à 132 ; le corset est gardé durant 4 mois et l'enfant en sort notablement redressée, elle se maintient ainsi faisant de la gymnastique et en portant des corsets amovibles malgré une santé très médiocre. Névralgie intercostale à gauche.

A 14 ans. T. 127 ; r. a 63-69 ; r. xy; 62-68.
A 16 ans. T. 134 ; r. a 69-72 ; r. xy; 63-68.
A 19 ans. T. 134 ; r. a 69-72 ; r. xy; 63-67 1/2.

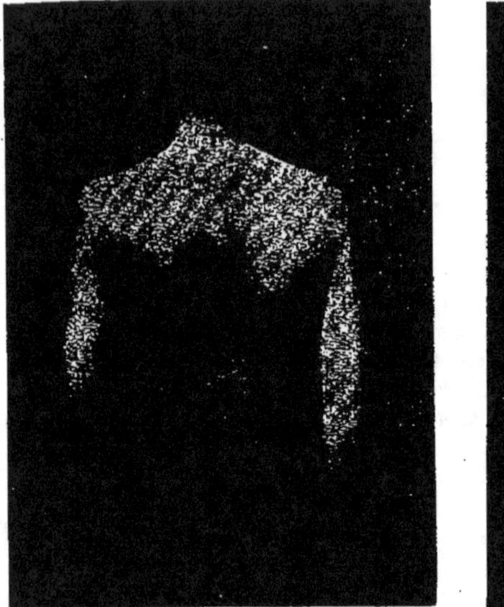

Fig. 223.

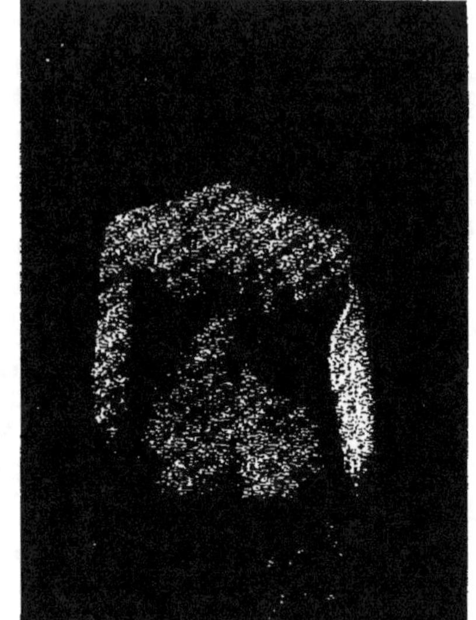

Fig. 224.

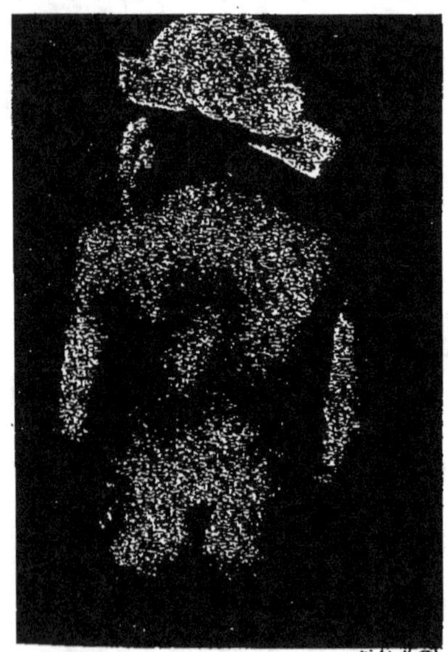

Fig. 225.

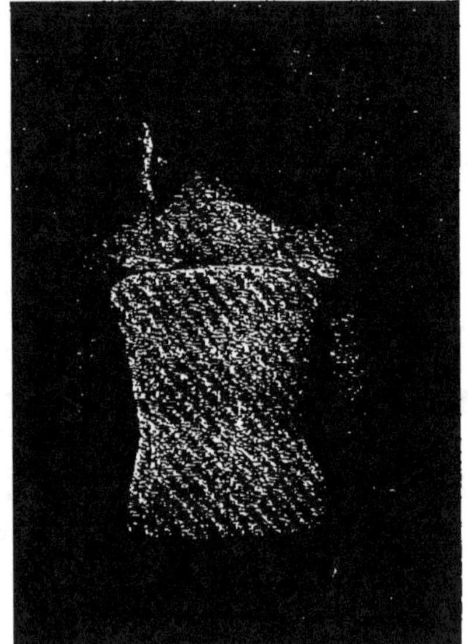

Fig. 226.

PLANCHE XLIII

SCOLIOSE LOMBAIRE GAUCHE

PLANCHE XLIII

Scoliose lombaire gauche.

Fig. 227. — Fille de 14 ans. Scoliose lombaire gauche ; le triangle brachio-thoracique gauche est complètement effacé ; la courbure de compensation dorsale droite est insignifiante ; les membres inférieurs sont égaux.

Fig. 228. — La même après trois mois de traitement avec suspension lombaire sur la petite barre ; la déviation dorsale droite est devenue imperceptible.

Fig. 229. — La même après neuf mois d'exercices.

Fig. 230. — La même dans l'attitude hanchée corrective qu'elle prend le plus souvent possible en dehors des exercices.

Fig. 227.

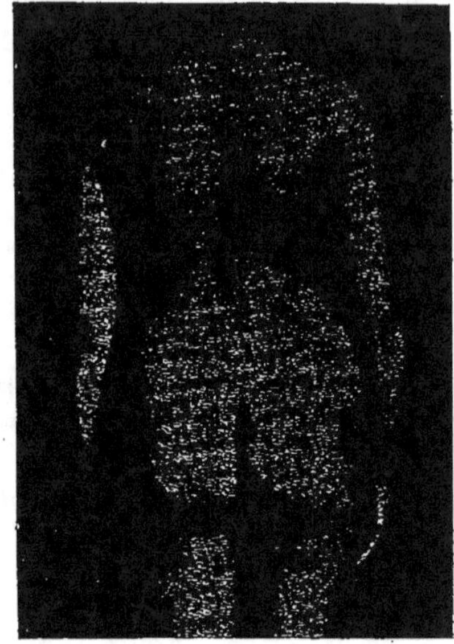

Fig. 228.

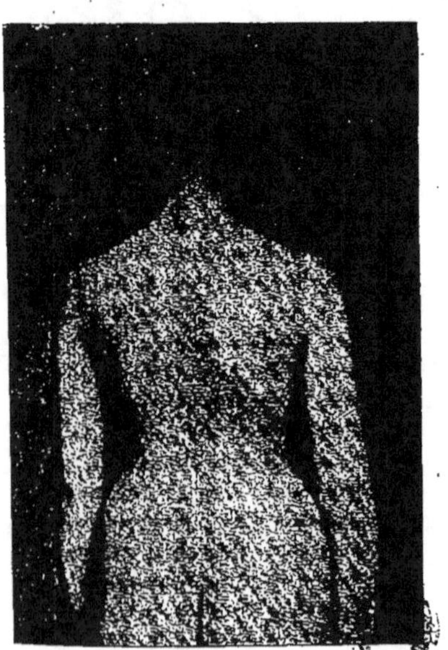

Fig. 229.

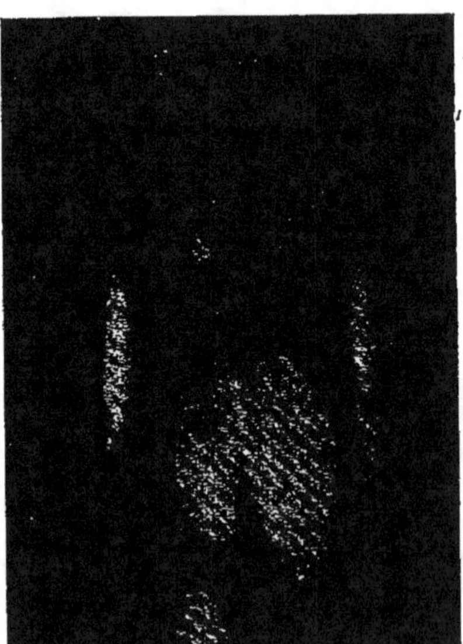

Fig. 230.

Nageotte.

18

PLANCHE XLIV

SCOLIOSE GAUCHE TOTALE

PLANCHE XLIV

Scoliose gauche totale.

Fig. 231. — Fille de 14 ans. Scoliose gauche totale ; l'épine iliaque droite est plus basse de 1 centimètre 1/2, pourtant la déviation lombaire droite, qui aurait dû se produire, fait défaut ; ou bien, si elle existe elle est si courte qu'elle passe inaperçue. Il faut comparer cette enfant avec sa sœur (fig. 52, 53) qui a également un raccourcissement du membre inférieur droit et comme conséquence une scoliose totale droite ; les deux enfants ont réagi différemment et recherchent leur équilibre en ramenant le haut du corps sur la ligne médiane par des voies différentes ; l'une s'affaisse du côté du membre court et ne fait pas de courbure de compensation, c'est une enfant très faible ; l'autre se rejette violemment du côté opposé en exagérant la déviation corrective, c'est une enfant assez vigoureuse. Il faut ajouter que l'attitude d'écriture de cette jeune fille est précisément celle de sa déviation (comparer avec fig. 3).

Fig. 232. — La même après deux mois de traitement par la barre de Lorenz, etc., avec port d'un hausse-pied de 3/4 de centimètre.

Fig. 233. — La même après trois mois et demi.

Fig. 234. — La même après six mois de traitement. Cette bonne attitude se maintient près d'un an, aussi longtemps que les exercices sont continués. Se croyant guérie l'enfant ne se soigne plus et il se produit une rechute, facilement vaincue d'ailleurs par le même traitement. Il existe en même temps une lordose énorme, très commune chez les personnes de sa famille. Raccourcissement à droite de 3/4 de centimètre et le hausse-pied est supprimé, étant actuellement nuisible à l'attitude.
. A 14 ans. T. 148 1/2 ; r. a 67-71 ; r. xy 61 1/2-66.

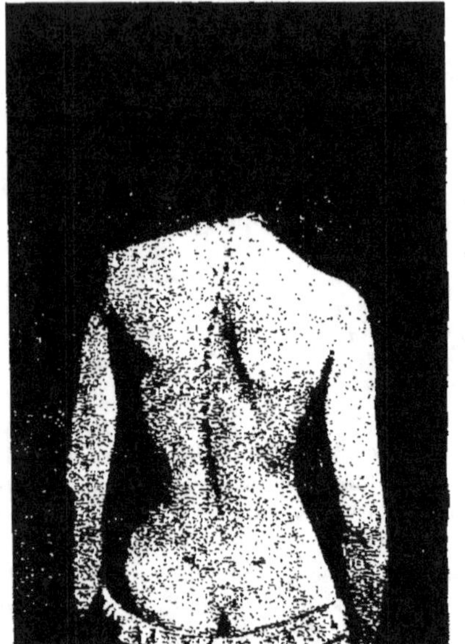

Fig. 231.

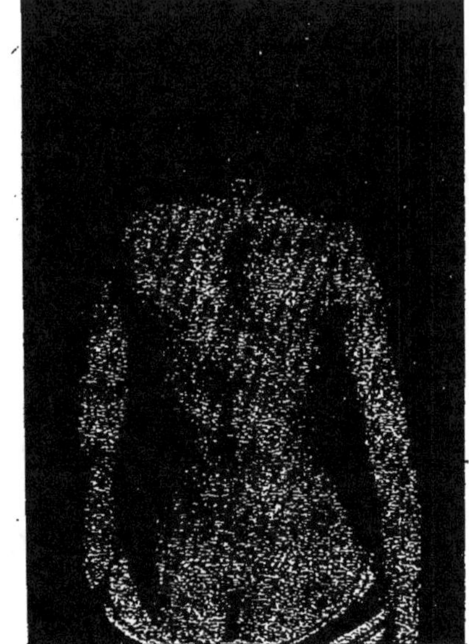

Fig. 232.

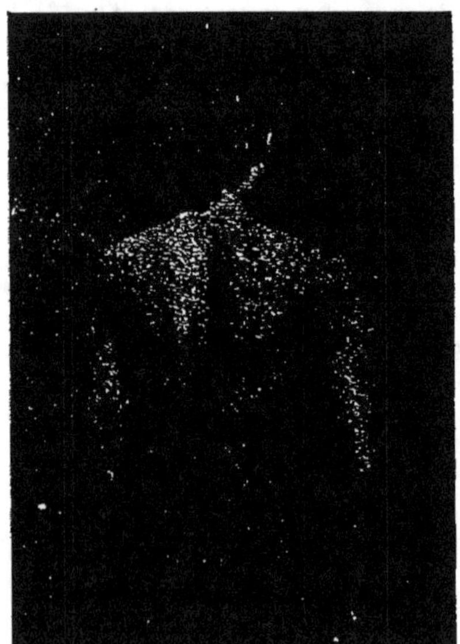

Fig. 233.

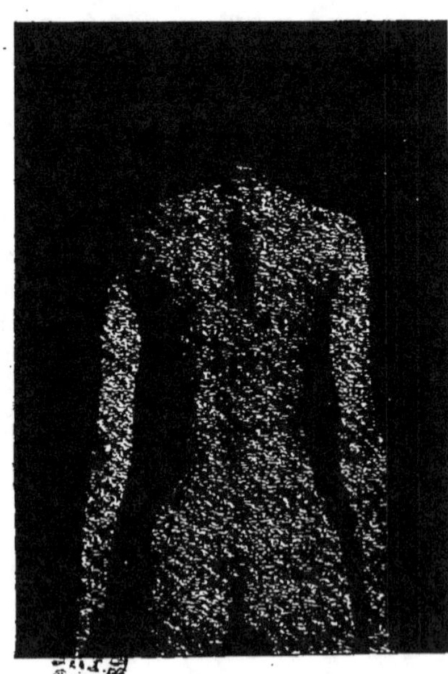

Fig. 234.

PLANCHE XLV

SCOLIOSE DROITE TOTALE — SCOLIOSE LOMBAIRE GAUCHE

PLANCHE XLV

Scoliose droite totale. — Scoliose lombaire gauche.

Fig. 235. — Fille de 15 ans, visiblement difforme depuis deux ans ; très grande, T. 159, chétive, la poitrine étroite, toussant souvent. Pendant deux mois on fait de la gymnastique, la mobilité devient bientôt considérable et un premier corset de Sayre porté pendant un mois la redresse déjà beaucoup ; un deuxième corset amovible est porté durant un mois ; dans le corset la symétrie semble parfaite.

Fig. 236. — La même quatre mois après le début du traitement ; au point de vue de l'état général la jeune fille est méconnaissable.

Fig. 237. — Fille de 11 ans 1/2. Scoliose gauche lombaire primitive, droite, dorsale, très élevée, légère ; l'épine iliaque gauche est plus basse de 3/4 de centimètre et le hausse-pied corrige en grande partie la déviation. L'enfant est d'une famille tuberculeuse, très chétive elle-même ayant eu, entre 4 et 6 ans, la diphtérie, la rougeole et des bronchites graves depuis. Les exercices sont très régulièrement faits pendant plusieurs années.

Fig. 238. — La même sept mois après le début du traitement ; à 14 ans la fillette est toujours aussi droite que sur cette photographie et sa santé générale n'a plus jamais périclité. Le hausse-pied est toujours nécessaire.

<pre>
A 11 ans 1/2. T. 136 ; r. ax 64-65 1/2 ; r. xy 58-61
  12 ans.   T. 138 ; r. ax 64-67 1/2 ; r. xy 58-62
  12 ans 1/2. T. 141 ; r. ax 64-67 1/2 ; r. xy 59-63
  13 ans 1/2. T. 145 ; r. ax 65-69 ;   r. xy 59-65
  15 ans 1/2. T. 152 ; r. ax 69-75 ;   r. xy 63-68
</pre>

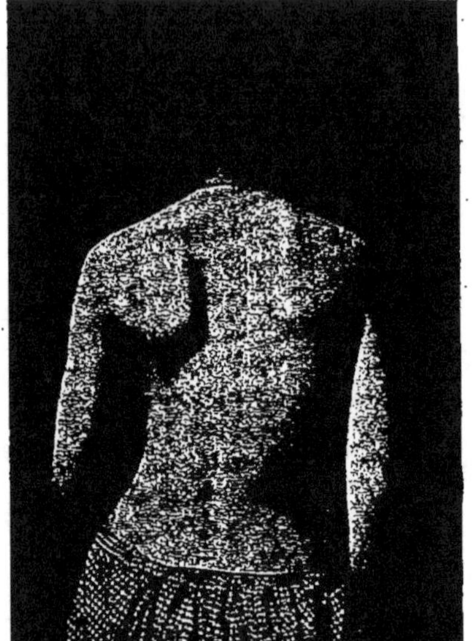

Fig. 235.

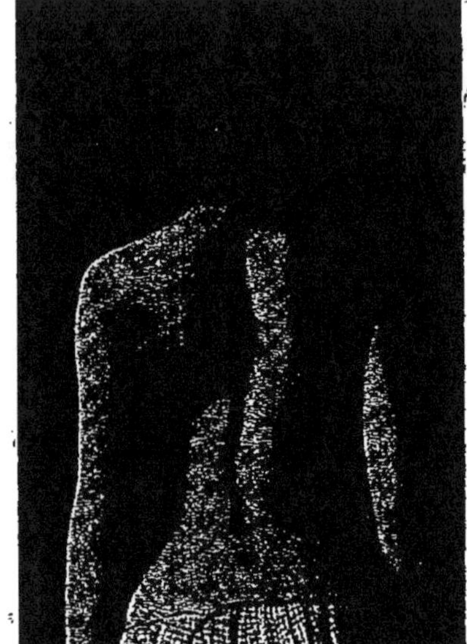

Fig. 236.

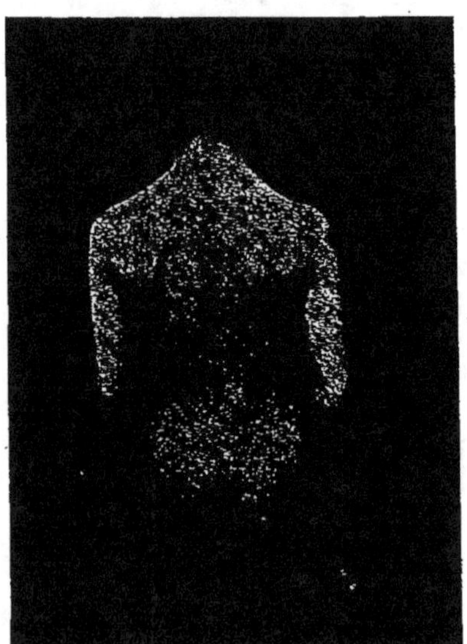

Fig. 237.

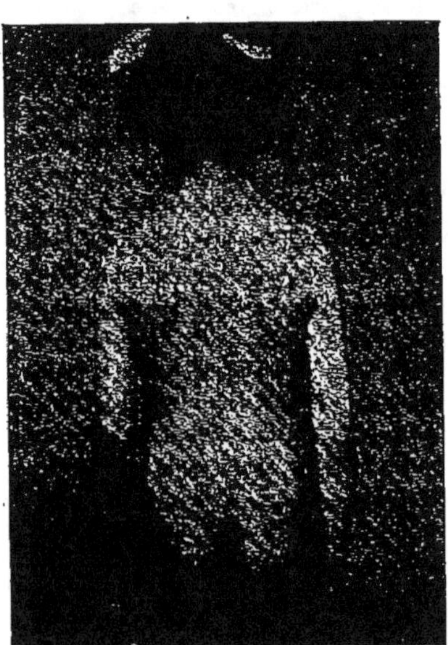

Fig. 238.

PLANCHE XLVI

SCOLIOSE GAUCHE TOTALE

PLANCHE XLVI

Scoliose gauche totale.

Fig. 239. — Fille de 11 ans 1/2. Scoliose gauche totale du 2ᵉ degré ; l'épine iliaque gauche est plus basse de 3/4 de centimètre, mais le hausse-pied ne fait pas disparaître la déviation qu'il corrige cependant un peu. Les exercices sont faits très énergiquement, avec le secours de la barre de Lorenz, mais sans corset.

Fig. 240. — La même neuf mois plus tard ; le raccourcissement du membre inférieur est le même ; le développement général est bon et l'enfant chétive jadis se transforme à vue d'œil.

Fig. 241. — La même seize mois après le début du traitement ; il ne reste de la scoliose que des traces et le développement général est superbe ; le raccourcissement n'a pas varié et l'enfant garde son hausse-pied.

Au début, à 11 ans 1/2. T. 151 ; $r.\ a$ 66-71 ; $r.\ xy$ 61-67
Deux mois plus tard. T. 153 ; $r.\ a$ 66-72 1/2 ; $r.\ xy$ 60-68
A 15 ans 1/2. T. 164 3/4 ; $r.\ a$ 79-87 ; $r.\ xy$ 71-79

la jeune fille est toujours aussi droite que le montre la figure 232, le développement général est excellent. Le raccourcissement est toujours de 3/4 de centimètre, mais le hausse-pied a été abandonné vers 14 ans, l'attitude et la démarche étant meilleures sans lui.

Fig. 239.   Fig. 240.   Fig. 241.

PLANCHE XLVII

SCOLIOSE DORSALE DROITE

PLANCHE XLVII

Scoliose dorsale droite.

Fɪɢ. 242. — Fille de 13 ans 1/2, atteinte de végétations adénoïdes graves que l'on ne consent à soigner que beaucoup plus tard. Scoliose cervico-dorsale droite, dorso-lombaire gauche. Cyphose cervico-dorsale. L'épine iliaque gauche est plus basse que la droite de 1 centimètre 1/2, mais le hausse-pied utile n'est que d'un centimètre. Au bout d'un mois d'exercices très bien faits (barre de Lorenz) l'attitude est transformée.

Fɪɢ. 243, — La même un mois plus tard.

Fɪɢ. 244. — La même un an après le début du traitement; l'enfant porte un corset baleiné ordinaire très léger muni seulement d'épaulettes (fig. 193). Les végétations adénoïdes ne sont opérées qu'à ce moment avec un bénéfice énorme et immédiat au point de vue de l'état général.

Au début du traitement. T. 138 1/2 ; *r. ax* 65-69 ; *r. xy* 60-65
A l'époque de la figure 235. T. 244 ;　　*r. ax* 69-74 ; *r. xy* 63-67
A 16 ans. T. 148 ;　　*r. a*　74-78 ; *r. xy* 67-72

Pl. XLVII

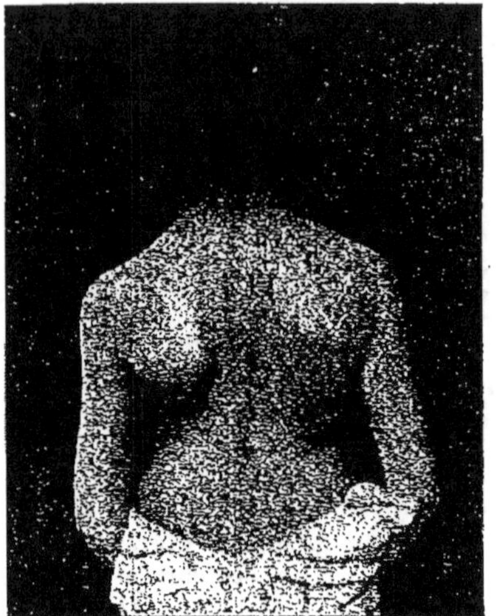

Fig. 242.

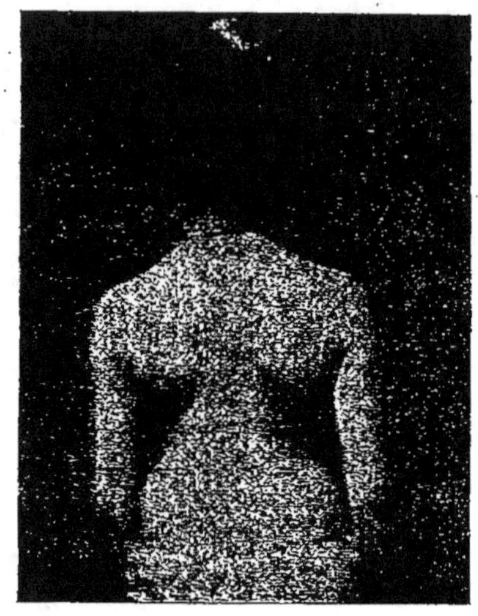

Fig. 243.

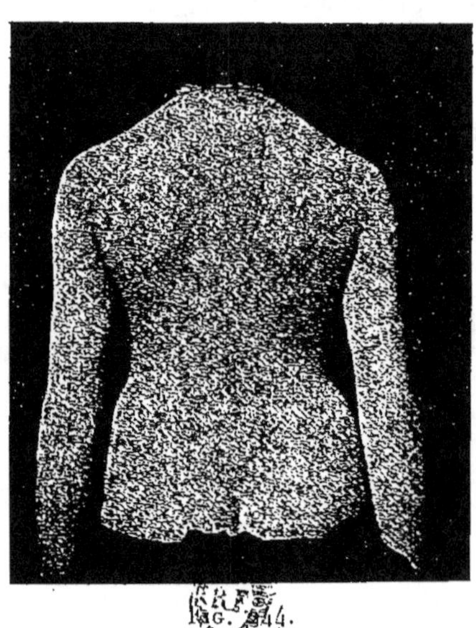

Fig. 244.

PLANCHE XLVIII

SCOLIOSE A TROIS COURBURES

PLANCHE XLVIII

Scoliose à trois courbures.

F𝗂g. 245. — Fille de 14 ans et demi. Scoliose dorsale droite, dorso-lombaire et cervicale gauches. Ni cyphose, ni lordose. Quatre générations de la famille offrent des personnes plus ou moins déviées, quelques-unes gravement ; le frère de cette jeune fille présente une déformation très analogue et aussi grave (fig. 250).

F𝗂g. 246. — Six mois plus tard, après des exercices régulièrement faits, barre de Lorenz, etc., l'amélioration est énorme et l'enfant est transformée au point de vue de l'état général.

F𝗂g. 247. — A 16 ans, malgré la continuation des exercices, il est vrai un peu négligés, on constate une légère rechute, qui s'aggrave rapidement en l'espace de quelques mois, la scoliose cervicale gauche surtout devient inquiétante. La suspension de Schmitt, les exercices repris avec zèle arrêtent le développement de la déviation.

F𝗂g. 248. — A 17 ans, les lignes de la nuque sont bien corrigées, l'attitude générale est très bonne ; habillée sans artifices, la jeune fille paraît droite et la déformation continue à s'atténuer. La suspension quotidienne à la barre n'a pas été interrompue jusqu'à 19 ans ; le développement général à ce moment ne répond en rien à ce qu'on aurait auguré de la fillette chétive et il n'y a plus jamais eu de rechute.

F𝗂g. 249. — Contour des côtes répondant à la figure 247. Mensurations au début du traitement. T. 151 ; *r. a* 68 1/2-74 ; *r. xy* 59-66 ; six semaines plus tard ; *r. a* 69-75 1/2 ; *r. xy* 62-69.

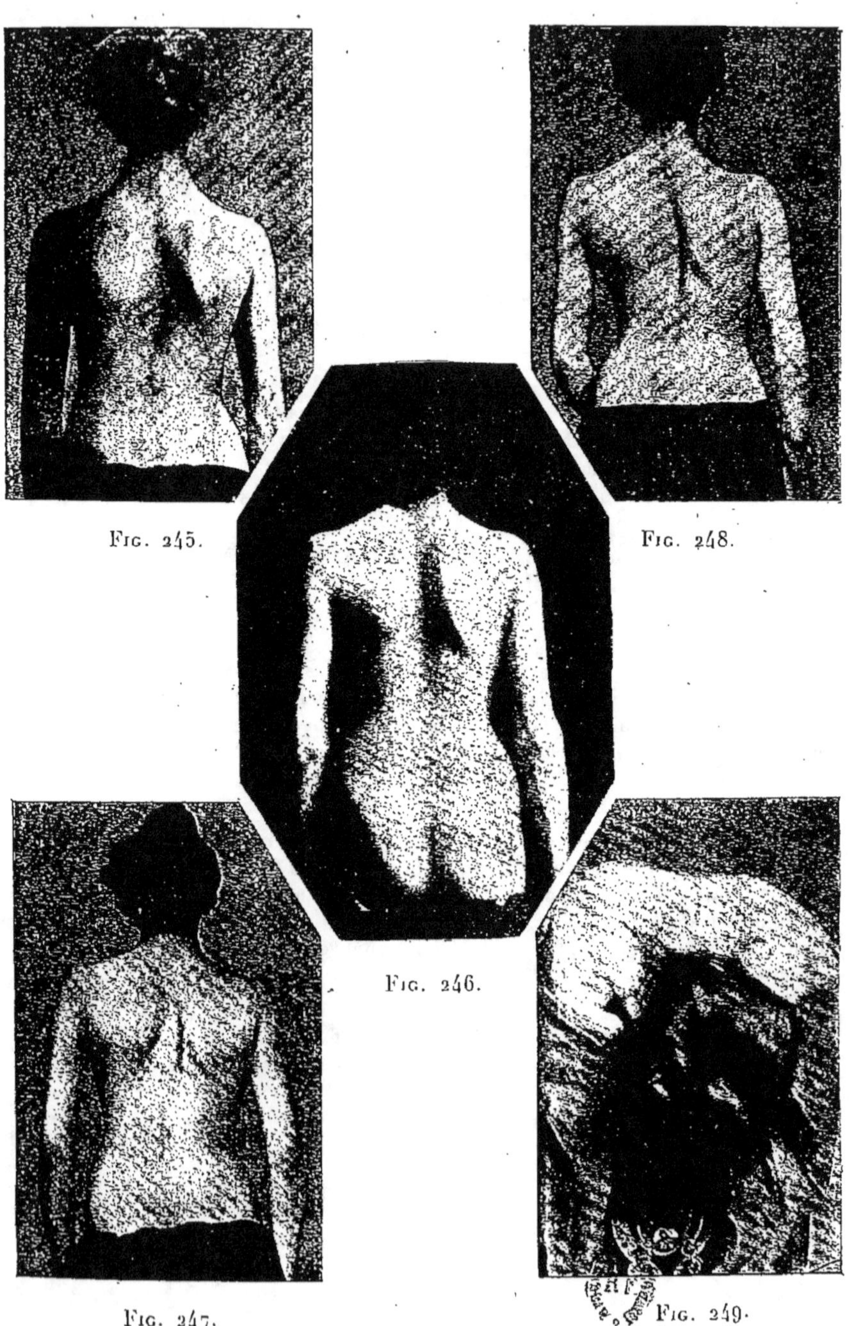

Fig. 245.

Fig. 248.

Fig. 246.

Fig. 247.

Fig. 249.

PLANCHE XLIX

SCOLIOSE A TROIS COURBURES

PLANCHE XLIX

Scoliose à trois courbures.

Fɪɢ. 250. — Garçon 13 ans, frère de la fillette, figure 245. La scoliose est du même type que celle de sa sœur et à marche aussi grave. Malgré les exercices joints au port d'un corset orthopédique dégageant la poitrine, on voit la déviation s'aggraver en quelques mois ; le membre inférieur gauche est plus court d'un centimètre, tandis que la fillette a des membres inférieurs égaux. Ce cas montre on ne peut mieux que le raccourcissement peut n'être qu'une cause occasionnelle ou aggravante chez un enfant prédisposé, puisque la forme de la scoliose est la même chez les deux enfants.

Fɪɢ. 251. — Le même à 14 ans 1/2 ; la scoliose cervicale commence à se dessiner.

Fɪɢ. 252. — Le même à 17 ans ; la scoliose qui a rapidement progressé jusqu'à 16 ans est stationnaire depuis un an et demi, il y a même une certaine atténuation. La cyphose assez prononcée que l'enfant présentait à 14 ans a totalement disparu et l'attitude générale est bonne.

Fɪɢ. 253. — Le même, dans une attitude corrective.

Fɪɢ. 254. — Le même, contour des côtes répondant à la figure 252.
Ces deux observations appartiennent à des enfants qui, non soignés, se seraient rapidement transformés en bossus.

A 14 ans. T. 151 ; *r. ax* 71-78 ; *r. xy* 65-72.
A 17 ans. T. 162 ; *r. ax* 81-86 ; *r. xy* 73-77.

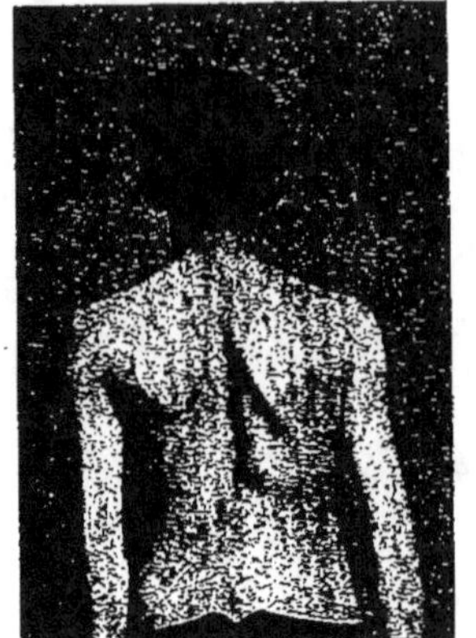

Fig. 250.

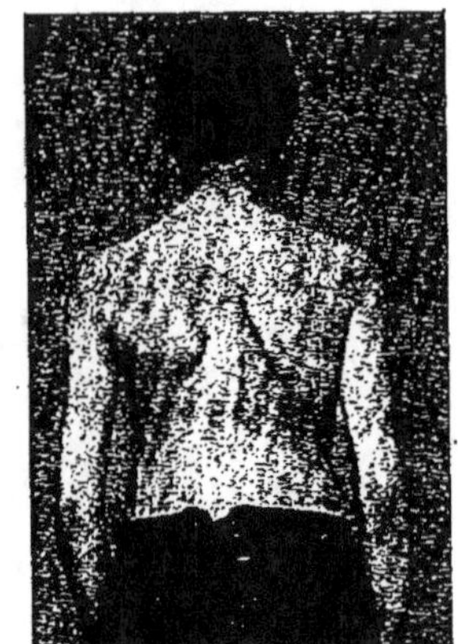

Fig. 251.

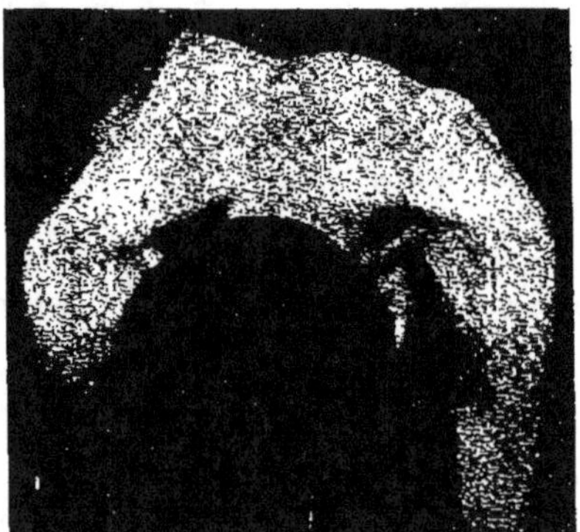

Fig. 254.

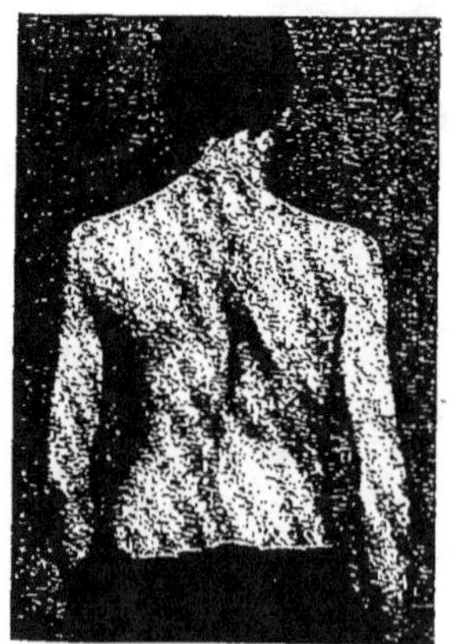

Fig. 252.

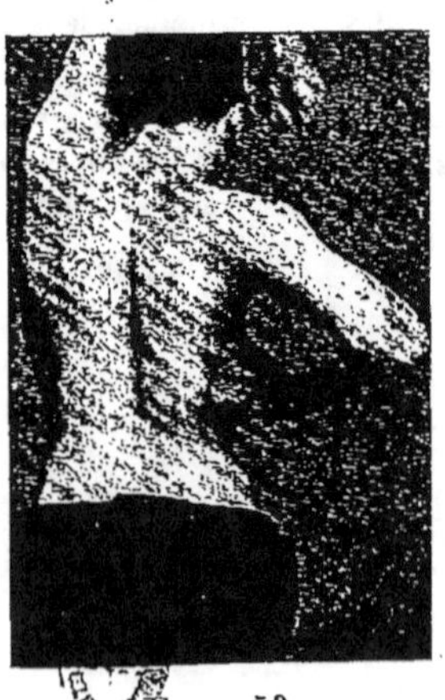

Fig. 253.

PLANCHE L

CYPHOSE — LORDOSE

PLANCHE L

Cyphose. — Lordose.

Fɪɢ. 255. — Fille de 9 ans. Cyphose avec dos rond, ensellure lombaire modérée. Les coudes ne peuvent se toucher derrière le dos. Cette enfant est représentée au cours de ses exercices de redressement (pl. XXXIII).

Fɪɢ. 256. — La même quatre mois plus tard. Au début les mensurations étaient

T. 124; *r. ax* 57-60;   *r. xy* 56-59; au moment de la 2ᵉ photographie,
T. 127; *r. ax* 59 1/2-64; *r. xy* 55 1/2-59,

Fɪɢ. 257. — Fille de 9 ans. Cyphose avec lordose, cette dernière absolument réductible tandis que la cyphose ne l'est guère ; l'enfant est incapable de se tenir mieux que sur cette figure. La faiblesse des muscles du ventre se traduit par l'impossibilité de lever les jambes jointes et étendues et de s'asseoir sans le secours des bras. Légère scoliose gauche. Végétations adénoïdes datant de la première enfance, opérées peu après l'époque de la première photographie.

Fɪɢ. 258. — La même deux ans plus tard, les exercices ayant toujours été continués; notons que l'enfant a grandi de 10 centimètres dans l'espace d'une année et que loin d'être fatiguée elle a au contraire énormément gagné en vigueur ; le facies adénoïdien, qui était typique, a disparu. Les mensurations à un an d'intervalle sont :

r. a 60-63; *r. xy* 56-60 ;
r. a 63-67; *r. xy* 58-62 ;

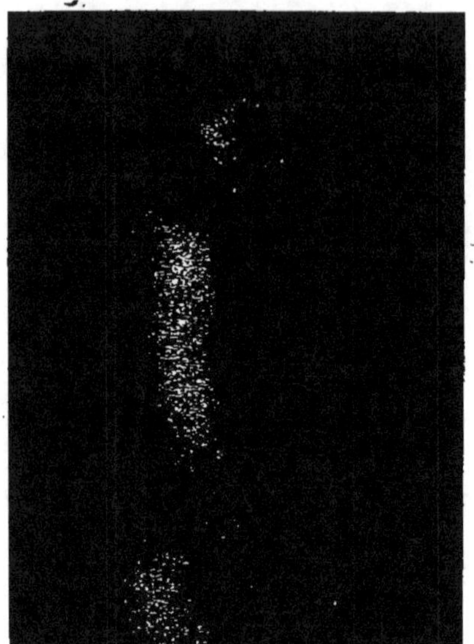

Fig. 255.

Fig. 256.

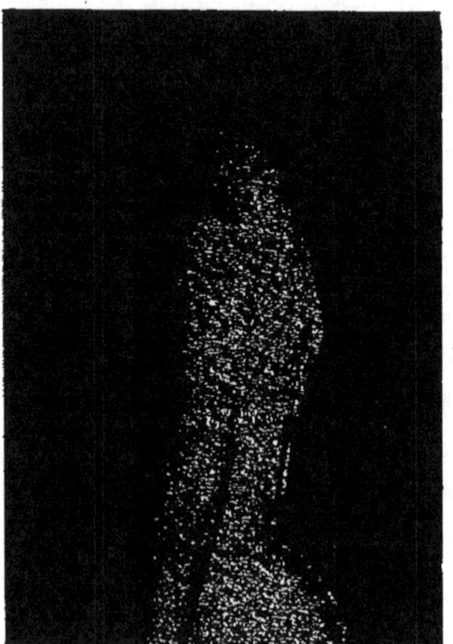

Fig. 257.

Fig. 258.

PLANCHE LI

CYPHOSE RIGIDE — CYPHOSE MOBILE

PLANCHE LI

Cyphose rigide. — Cyphose mobile.

Fig. 259. — Fille de 14 ans 1/2. Cyphose cervico-dorsale familiale et datant de la première enfance. Dos rond extrême et très peu mobile, région lombaire tout à fait plate. L'enfant est photographiée dans sa meilleure attitude possible et l'on voit quel effort demande le redressement de la tête ; les omoplates font par leurs pointes une saillie visible même sur l'enfant vêtue, le moignon de l'épaule masque complètement le haut de la poitrine. Au bout de six mois d'exercices le redressement est notable.

Fig. 260. — La même photographiée à 17 ans ; le redressement s'est maintenu quoique la jeune fille soit couturière et qu'elle ait depuis longtemps cessé de faire des exercices. Une légère scoliose gauche constatée au début est à peine perceptible.

Fig. 261. — Fille de 15 ans 1/2. Cyphose totale, sans lordose, attitude extrêmement affaissée, simiesque, la poitrine creuse, le ventre saillant. C'est une jeune bonne très surmenée, appartenant à une famille de tuberculeux. Cette cyphose contraste avec toutes les précédentes par ce fait que le redressement est possible dans certaines conditions. L'enfant ne peut se redresser sans appui et son attitude libre, habituelle est celle de la photographie ; encore faut-il dire que cette figure a été faite une dizaine de jours après le début des exercices et le changement complet du régime de la jeune fille ; l'enfant se tient déjà moins mal qu'au début.

Fig. 262. — La même redressée en s'appuyant des mains à une chaise ; la jeune fille peut, en faisant un effort, se tenir ainsi un moment droite. Dans ces conditions la possibilité du redressement complet ne fait pas de doute.

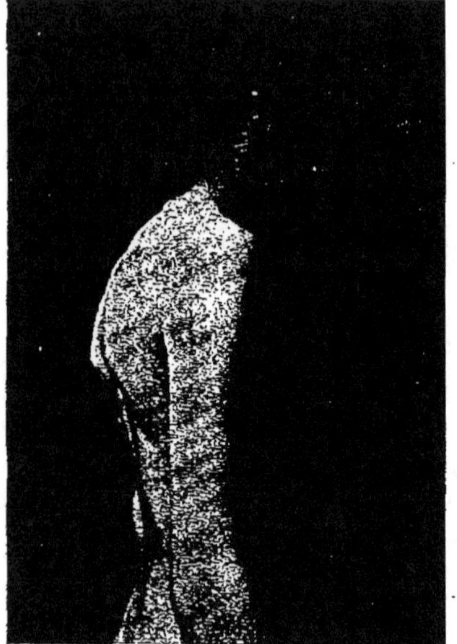

Fig. 259.

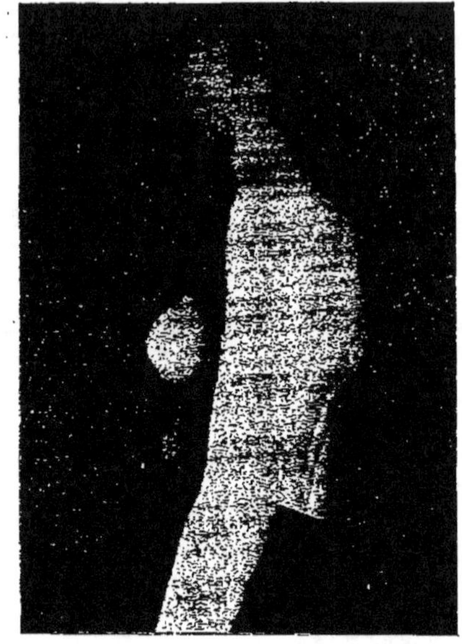

Fig. 260.

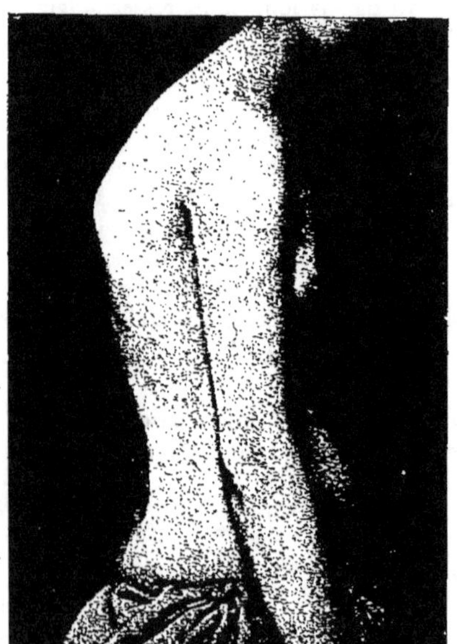

Fig. 261.

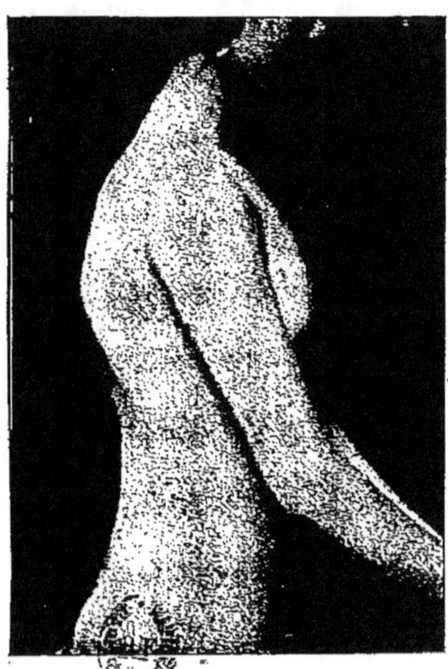

Fig. 262.

APPENDICE

DE LA GYMNASTIQUE DES ENFANTS ALITÉS ET DES CONVALESCENTS

Si la gymnastique est loin d'occuper dans l'éducation des enfants bien portants la place qu'elle devrait, au moins tout le monde admet-il son utilité en théorie, tout en ne trouvant pas de temps à lui sacrifier au milieu de l'abondance des études plus sérieuses. Mais il ne semble pas qu'on se soit préoccupé des exercices possibles et utiles aux enfants malades et convalescents, quoique l'immobilité de tout le corps soit rarement une nécessité du traitement des affections chroniques ; il est bien entendu que ce qui suit ne s'applique pas aux affections aiguës.

Un enfant immobilisé durant de longs mois pour une coxalgie, une ostéomyélite, etc., n'a aucune raison de garder immobiles le membre inférieur sain, ni les membres supérieurs ; au lieu de les laisser s'étioler rien n'empêche au contraire de les exercer et l'état général des alités s'en trouve extrêmement bien ; les mouvements des membres supérieurs, souvent ceux du tronc, les exercices respiratoires sont exécutables dans un grand nombre de cas et il est facile pour les varier d'accrocher au mur ou au lit un appareil à cordons élastiques (fig. 124).

Dans la coxalgie l'exercice du membre sain est d'une importance considérable et cet exercice est parfaitement possible lorsque la jointure malade est immobilisée dans un

appareil plâtré, ainsi que c'est généralement le cas maintenant. Lorsqu'on fait faire des mouvements méthodiques,
lents, sans effort brusque, la jointure malade ne ressent
aucun mouvement, aucune secousse et la surveillance que
demandent les exercices dans ces conditions n'est pas une
raison pour y renoncer. On évitera ainsi ces cas où, la
coxalgie étant guérie, le membre sain, au lieu de suppléer
par sa force, par l'étendue de ses mouvements au défaut de
l'articulation ankylosée, est lui-même affaibli, amoindri dans
ses mouvements comme je l'ai vu bien des fois.

Ainsi par exemple une jeune fille de 17 ans, bien portante
et vigoureuse, guérie avec ankylose complète d'une coxalgie
dont elle avait souffert de 7 à 9 ans, a son articulation coxo-
fémorale *saine* dans l'état suivant : la flexion de la cuisse sur
le bassin n'atteint pas l'angle droit ; dans cette position l'abduction est possible jusqu'à un angle de 50° à peine, tandis
que le membre étendu ne s'écarte de la ligne médiane qu'à
45° ; il paraît cloué par terre quand la jeune fille essaye de le
soulever sans fléchir le genou. La démarche est bonne en ce
sens qu'il y a fort peu de boiterie malgré une différence de
longueur de 8 centimètres corrigée par un hausse-pied ; mais
le manque de souplesse dans les mouvements du côté gauche
fait que les pas sont très petits, l'allure raide, l'ascension et
la descente d'un escalier gênée et disgracieuse. La colonne
lombaire est d'une raideur telle, que la jeune fille n'arrive
pas à s'asseoir droite même lorsque le membre ankylosé
déborde le siège en entier ; la cambrure lombaire, normale
lorsque la jeune fille est debout, devient impossible dans la
station assise ; il y a au contraire une cyphose sacro-lombaire
des plus malcommodes et des plus disgracieuses. Les exercices faits énergiquement du côté sain sont arrivés à corriger
en grande partie le manque d'amplitude des mouvements,
sans leur rendre leur étendue normale. Du moins dans ce cas,
le sujet étant exceptionnellement vigoureux, le membre sain
était-il d'une force normale, tout en étant si peu mobile.

Dans un autre cas, dont les exemples sont communs, un garçon de 16 ans a la jambe du côté sain non seulement extrêmement peu mobile, mais encore si faible que le membre ankylosé sert d'appui plus facilement que l'autre ; ce garçon se tient toujours hanché sur le côté ankylosé, car l'autre se fatigue au bout de peu d'instants ; le membre sain ne peut être soulevé de terre, ni écarté dans l'extension ; pour le lever le garçon met le pied sur celui du côté ankylosé et les enlève alors ensemble ; la station assise est encore plus mauvaise que dans le cas précédent, si bien que le garçon paraît bossu quand il est assis. Tout cela s'est grandement amendé sous l'influence de la gymnastique. Il n'est pas douteux que le résultat aurait été tout autre si l'on s'y était pris de bonne heure, si l'on avait fait au cours de la maladie des mouvements passifs sinon actifs, dans le seul but de leur conserver toute leur amplitude, si l'on avait exercé le membre sain et tout le corps énergiquement dès la guérison complète, au lieu de ne le faire que 5 ans ou 10 ans plus tard.

Dans une autre classe de maladies, les paralysies de l'enfance, on pourrait améliorer beaucoup l'état des petits impotents en exerçant ce qu'il leur reste de force musculaire et c'est pitié de voir les petits paraplégiques ou hémiplégiques abandonnés à ce point de vue à la seule force médicatrice de la nature ; on songe bien à électriser les membres malades, mais il serait tout aussi important d'exercer les membres sains afin de les rendre aussi aptes que possible à suppléer aux parties impotentes.

A la suite des affections pleuro-pulmonaires maintes causes rétrécissent le champ de l'hématose et diminuent l'amplitude des mouvements respiratoires : l'affaiblissement général et la parésie des muscles intercostaux, les adhérences légères consécutives à des affections même bénignes comme certaines pleurésies sèches grippales, les symphyses étendues, reliquat de quelque pleurésie à épanchement. Une fois la guérison obtenue, on ne songe à rien aussi peu qu'à rendre par l'exercice la force et l'amplitude aux mouvements respiratoires et l'on permet ainsi un amoindrissement définitif qui, si faible qu'il soit, ne saurait être négligeable. Quand les choses sont plus graves il y a rétraction de la paroi et l'on aboutit au résultat que nous voyons dans le cas auquel se rapportent les figures 45, 46, 47. Dans ce cas les exercices respiratoires ont fait disparaître en quelques semaines les frottements qui dataient d'une affection ancienne de cinq ans, tandis que la respiration est revenue jusqu'à la base du poumon et que le côté gauche s'est visiblement développé — n'est-il pas permis de croire que le résultat eût été encore bien meilleur si le traitement avait été précoce ?

La cyphose et le dos rond sont des conséquences aussi constantes qu'évitables des bronchites répétées, de la coqueluche, de l'adénopathie bronchique. Dans ces cas, en veillant au développement respiratoire dès le début, on éviterait la déformation et ses effets déplorables sur l'état général.

L'état post-opératoire des adénoïdiens est également à surveiller ; on s'imagine à tort qu'il suffit d'enlever les végétations pour que le sujet ferme la bouche et se mette à bien respirer par le nez. Beaucoup d'opérés gardent la respiration buccale, ou bien ils ouvrent la bouche au moindre effort ; tous ont une amplitude respiratoire des plus restreintes et qui reste telle après l'opération pendant fort longtemps au moins, si l'on ne s'en occupe pas et c'est la règle. Ces enfants ont si bien perdu l'habitude de la respiration nasale qu'il faut la leur apprendre ; on commence par demander l'inspiration par le nez suivie de l'expiration par la bouche, puis les deux temps respiratoires par le nez accompagnés d'exercices appropriés. Les progrès sont en général dans ces cas extrêmement rapides, au point que l'amplitude respiratoire augmente de plusieurs centimètres dans l'espace d'une huitaine de jours ; c'est alors seulement qu'apparaît tout le bénéfice de l'opération. Tout cela paraît si simple qu'il y a lieu de s'étonner que les spécialistes n'y songent pas plus que les autres praticiens qui suivent les adénoïdiens ; mais j'ai eu beau demander, je n'ai pas encore rencontré d'enfant opéré auquel on aurait dit quoi que ce soit à ce sujet.

Je me suis assuré maintes fois qu'il est bien facile d'apprendre la respiration et quelques exercices simples même aux très jeunes enfants de 3, 4 ans ; ils ne sont pas capables d'en faire plus de quelques minutes de suite, leur attention se fatiguant vite, mais pendant quelques instants cela les amuse et il n'y a qu'à répéter la chose le plus souvent possible dans la journée ; on fait les inspirations et les mouvements des bras soi-même et les petits imitent on ne peut plus docilement.

Il y a là une lacune à combler dans l'hygiène des alités et des convalescents et je suis bien convaincue qu'aucun doute ne s'élèvera sur l'utilité de cette ligne de conduite pour quiconque voudra se donner la peine de la suivre.

BIBLIOGRAPHIE

LIMITÉE AUX AUTEURS CITÉS DANS L'OUVRAGE

ALTERMANN. — Appuie-bras pour violoniste, présenté à l'Académie de médecine par M. Laborde.

BOUVIER ET BOULAND. — *Dictionnaire Encyclopédique des Sciences médicales*, 3ᵉ série, fᵒ 1, art. Rachis, p. 521.

BARWELL RICHARD. — The causes and treatment of lateral curvature of the spine. London, 1889. Macmillan, édit.

CHIPAULT. — Thérapeutique de la Scoliose des Adolescents. Paris, 1900.

DRACHMANN. — Mechanik u. Statik der Scoliose. *Berliner Klinische Wochenschrift*, 1885, nᵒ 18.

EULENBURG. — Die Seitlichen Ruckgratsverkrummungen, p. 116. Berlin, 1876.

GARRÉ. — Scoliose causée par la présence des côtes cervicales. *Zeitschrift forth op. Chir.*, 1902, vol. XI, fasc. 1, p. 49.

HOFFA. — *Lehrbuch der orthopädischen Chirurgie*, 4ᵉ édit., 1902, p. 363.

— Le problème du traitement de la scoliose. *Presse médicale*, 1899, nᵒ 20, p. 118.

HEISER CH. — Traité de gymnastique raisonnée, 1854. Masson, édit.

Iconographie de la Salpêtrière, 1888, p. 192. — Cyphoscoliose hystérique; 1888, p. 178, fig. 80. — Acromégalie, 1888, p. 59. — Maladie de Friedreich, 1889, p. 315. — Scoliose gauche, par atrophie musculaire.

KIRMISSON. — Traité de chirurgie de Duplay et Reclus. Art. Déviations de la colonne vertébrale, t. III, p. 782.

KIRMISSON et SAINTON. — Scoliose paradoxale. *Revue d'orthopédie*.

Labit et H. Polin. — Hygiène scolaire, 1896. Carré et Naud, édit.

Lagrange. — La médication par l'exercice, 1894. Alcan édit.

Lorenz Ad. — Pathologie u. Therapie der Seitlichen Rukgratver-krümmungen. Wien, 1886. Hölder, édit.

Marie et Astié. — Cyphose hérédo-traumatique. *Presse médicale,* 1898, nº 82, p. 205.

Pendl. — *Ztschr. f. Orthopädische Chir.,* 1902, t. X, fasc. 1, p. 23. Scoliose congénitale.

Roth Bernhard. — The treatment of lateral curvature of the spine, 1889. London. Lewis, édit.

Schenk. — Zur Schulbanfrage. *Zeitschrift f. Schulgesundheitspflege,* 1894.

Steiner. — Étude clinique de la scoliose totale. *Zeitschrift f. orthopädische Chirurgie,* 1898, vol. V, nº 4, p. 404.

Tarannikowa. — Traitement de la scoliose des adultes. *Thèse,* Paris, 1900.

Thorens. — *Société de médecine publique,* 1881.

Wullstein. — Die Skoliose in ihrer Behandlung und Entstehung nach klinischen und experimentellen Studien. 115 figures (*Ztschr. f. Orthopäd. Chir.,* 1902, t. X, p. 179).

TABLE ALPHABÉTIQUE

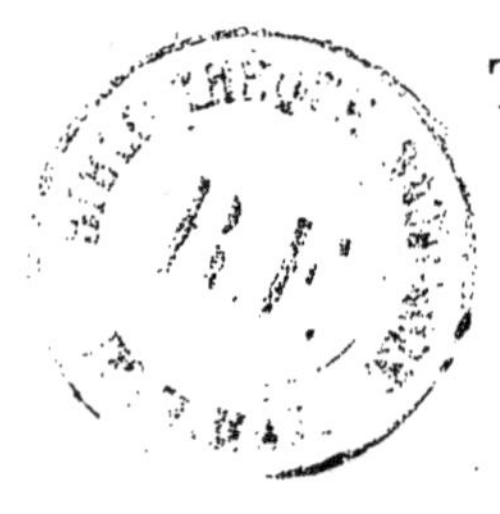

B

C

D

E

F

G

H

I

J

L

M

R

S

V

TABLE ALPHABÉTIQUE DES FIGURES

G

H

L

M

O

P

TABLE DES MATIÈRES

CHARTRES. — IMPRIMERIE DURAND, RUE FULBERT.